Liebe deine Vulva!

«Feminists speak out»

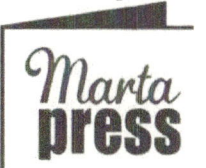

Marta press

Katharina Stör

Liebe deine Vulva!

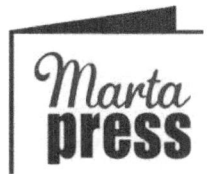

Die Deutsche Bibliothek verzeichnet diese Publikation
in der Deutschen Nationalbibliografie.
Detaillierte bibliografische Daten sind im Internet abrufbar unter
http://dnb.d-nb.de

Besuchen Sie uns auch im Internet:
www.marta-press.de

1. Auflage Januar 2019
© 2019 Marta Press UG (haftungsbeschränkt), Hamburg, Germany,
www.marta-press.de
Alle Rechte vorbehalten.
Kein Teil des Werkes darf in irgendeiner Form (durch Fotografie,
Mikrofilm oder andere Verfahren) ohne schriftliche Genehmigung des
Verlages reproduziert oder unter Verwendung elektronischer Systeme
verarbeitet, vervielfältigt oder verbreitet werden.
© Umschlaggestaltung: Niels Menke, Hamburg
unter Verwendung von © Illustrationen von Katharina Stör
Printed in Germany.
ISBN 978-3-944442-75-4

Inhalt

Was ist eine Vulva?

Seit langem juckt es mich an der Vulva, über die Vulva zu reden und zu schreiben. Diese Welt hat ein großes Vulva-Manko. Alles dreht sich um den Penis, aber niemand kennt die Vulva. Dennoch dreht sich diese Vulva seit Tausenden von Jahren nicht nur um den Mann.

Jeden Tag untersuche ich sie als Frauenärztin in meiner gynäkologischen Praxis. Eine Vulva kann so unterschiedlich sein wie das Gesicht einer Frau, ihr Haarschnitt oder ihr Sprachakzent. Jede Vulva ist verschieden.

Obwohl die meisten Frauen gar nicht wissen, was sie zwischen den Beinen besitzen, und obwohl es die meisten Frauen gar nicht stört, dass sie nicht wissen, was sie zwischen den Beinen besitzen: die Vulva existiert. Leider nicht in unserer Sprache. Denn das, was wir im Umgangston als Vagina oder Scheide bezeichnen, ist nicht das primäre Geschlechtsorgan der Frau. Sprachlich verschwindet das weibliche Geschlechtsorgan in der Vagina oder Scheide, also in einem Loch. Denn, die Vagina ist nur der circa zehn Zentimeter lange muskuläre Tunnel, der Vulva und Gebärmutter verbindet. Eine Scheide ist zudem der mittelalterliche Begriff für die Vagina aus einer Zeit, in der man noch glaubte, dass Frauen nicht mehr als eine Hülle für das männliche Schwert hätten. Und da diese Vorstellung bis in unsere heutige Zeit reichen sollte, gab es auch keine neuen Begriffe für das, was man sehen und fühlen kann.

Wenigstens in der Medizin existiert sie, denn anatomisch lässt sich eine Vulva nicht ignorieren. Studierte Menschen dürfen daher nicht nur "Vulva" sagen, sie dürfen sie sogar meinen.

Die Vulva bezeichnet das primäre Geschlechtsmerkmal einer Frau. Sie beinhaltet vier Schamlippen, besser genannt Venuslippen oder Labien und die Klitoris, den Kitzler, weil diese Zone zum sensibelsten Areal einer Frau gehört. Haben Sie mitgezählt? Es handelt sich um fünf Areale, Lippen oder Blätter.

Die Vulva gleicht also anatomisch einer Blüte. Sie besitzt unterschiedlich große Blätter, die sich öffnen, dehnen und erregen lassen. Jedes einzelne Blatt ist gefüllt mit Nervenfasern, Blutgefäßen und Drüsen, die das Geschlecht einer Frau sensibel und wandlungsfähig machen.

Die genitale Blume einer Frau kommt in so unterschiedlicher Ausformung vor, dass ein einziger Blumenmarkt nicht ausreichen würde, um die vielen Vulva-Formen zu beschreiben. Die am häufigsten gesehene Vulva-Form im mitteleuropäischen Raum ist die Rosenähnliche mit zwei größeren äußeren Blättern, die die zwei inneren, kleineren Blätter mitsamt der Klitoris im vorderen Drittel überdecken.

Anders ist weiblich: Die Vulva von Frau Müller gleicht einer Lilie, wobei es sich mit den Blütenblättern im Verhältnis zueinander umgekehrt verhält: also größere innere Lippen und kleinere äußere. Die Vulva von Frau Mirkoslav-Baronimus-Herrensteiner hat vielleicht nur kleine Blätter, aber dafür eine riesige Klitoris, vergleichbar mit einer Orchidee.

Was zeichnet also ein fünfjähriges Mädchen zwischen die Beine einer Frau: Eine Blume! Und warum denn nicht? Die Vulva muss auf die skizzierte Frau! Wo kommen wir sonst hin? In den Barbie-Himmel? Nein Danke!

Als Symbol für die Vulva könnte frau auch die Herzform nehmen, die immerhin von der Form der Vulva abgeleitet ist. Ich habe sehr gestaunt, als ich die verborgene Wahrheit über die Abstammung der Herzform in dem Buch "Vulva, die

Enthüllung des unsichtbaren Geschlechts" von Mithu M. Sanyal lesen durfte. Seither zeichne ich jedes Herzchen mit großer Ehrfurcht vor seiner weiblichen Herkunft.

Es wäre doch herzlich für eine Frau, mit einem Herz oder einer Blüte zwischen den Beinen in die Welt zu hüpfen. Bald gäbe es keine einzige Frau mehr, die ihre Beine aus Scham über ihre Scham übereinander schlägt und davon Beinthrombosen bekommt.

Bitte merken:
Die Vulva ist aus biologischer Perspektive das primäre Geschlechtsorgan und das primäre Geschlechtsmerkmal einer Frau. Es ist nicht die Vagina, nicht die Scheide und schon gar nicht der Busen einer Frau.

Erfahrungen aus meiner gynäkologischen Praxis

Patientin, 17 Jahre:

- *"Frau Doktor, in meiner Scheide juckt es."*
- *"Wo?"*
- *"Na, in der Scheide."*
- *"Meinen Sie außen an der Scheide oder innen in der Scheide?"*

- *"Ähm, dann schon eher außen ..."*
- *"Also an der Vulva!"*
- *"Was haben Sie gesagt?"*

Während ich meine Patientin untersuche, erkläre ich das, was *Bravo*, Mütter und der Biounterricht versäumt haben, ihren Kindern mitzuteilen, nämlich den Unterschied zwischen einer Vagina und einer Vulva.

Am Ende verschreibe ich der Patientin eine Salbe für die Vulva, und nicht für ihre Scheide. Verdammt nochmal, so kämpfe ich jeden Tag gegen die fehlende Vulva.

Meine lieben Damen unserer Zeit, was zur lustigen Mondgöttin hindert euch, euer Organ richtig zu benennen? Und damit meine ich nicht sonderbare Begriffe wie:

- **Scheide:** Falscher und komplett veralteter Begriff aus dem Mittelalter, als Männer noch ein Schwert hatten und Frauen die dazugehörige Hülse.

- **Muschi**: Eine Frau hält sich hoffentlich nur bei stärkster Unterkühlung eine Katze zwischen den Beinen.

- **Pussy**: The same shit in English.

- **Mumu**: Seit wann gibt die Vulva Kuh-Laute ab? Ich bin sicher, nicht einmal bei schlimmster Unterkühlung! Da war ja die Katzengeschichte noch lustiger.

- **Möse**: Das klingt wie eine Mischung aus Dose und Nähkästcheninventar.

- **Blümchen**: Das ist noch der beste Begriff. Die Vulva wird – meist im Kindesalter – zur Blüte erhoben.

- **Popschilein**: Die Vulva wird mit dem Hinterteil eines Mädchens verwechselt. Bitte Brille auspacken!

- **Die-ich-will-es lieber-gar-nicht-aussprechen-Begriffe**!

- **Das "DA UNTEN"**: Irgendwo zwischen den Beinen einer Frau war da etwas. Wir wissen aber nicht genau was. Vielleicht handelt es sich um ihre kleine Zehe. Die ist jedenfalls ganz DA UNTEN.

Warum zur Donnerwettergöttin verwenden die Damen von heute keinen erwachsenen, seriösen und NORMALEN Namen für ihr weiblichstes Organ?
"Ist mir egal!", sagen die einen.
"Ist mir sowas von egal!", sagen die anderen.
Dass es nicht egal ist, wie frau unten herum heißt, sage ich trotzig, weil es das in einem Loch versinkende Selbstbewusstsein zum eigenen Frau-Sein zeigt, was ich tagtäglich in meiner Praxis erlebe.

Patientin, 18 Jahre:

- *"Frau Doktor, mit meinen Schamlippen stimmt etwas nicht."*
- *"Wieso?"*
- *"Die sind zu groß. Bei meinen Freundinnen sind sie kleiner."*

Ich staune, dass meine Patientin ihre Vulva und sogar die ihrer Freundinnen inspiziert hat. Und während ich diese Patientin auf meinem gynäkologischen Stuhl untersuche, versuche ich das verzerrte Vulva-Bild gerade zu richten:

"Die inneren Lippen ihrer Vulva sind größer als die äußeren, das ist richtig. Allerdings handelt es sich hier nur um eine Normvariante der Natur, die es bei sehr vielen Frauen gibt. Sie besitzen also im Grunde ein völlig normales Geschlechtsorgan."

"Normal" kommt immer gut bei Frauen an. Normal zu sein ist wichtig. Obwohl es nichts Normales gibt, solange es Menschen gibt, will jede Frau möglichst so normal sein wie ihre normale Freundin, und am liebsten so normal wie ein ausgehungertes Laufstegmodel.

Ich sehe den enttäuschten Blick meiner jungen Patientin und ärgere mich darüber, dass das weibliche Geschlechtsorgan schon wieder nicht vorhanden sein darf.

Also fordere ich meine Patientin beherzt auf:

"Freunden Sie sich mit Ihrer Vulva an! Sie ist Ihre sensibelste Körperzone. Sie besitzt wertvolle Nervenfasern, Drüsen und Blutgefäße. Ihre Vulva sieht im Ganzen harmonisch und ABSOLUT NORMAL aus!"

Meine junge Patientin zieht dennoch traurig von dannen. Sie hätte sich eine Einweisung in die plastische Chirurgie gewünscht, um ihre Venuslippen auf String-Tanga-Größe klein operieren zu lassen – egal, was dabei kaputtgegangen wäre. Soviel zu den Beschneidungen der westlichen Welt.

Die intime Rasur

Die Vulva als sensibles Organ ist uns – wie gesagt – egal. Hauptsache sie passt in einen String-Tanga und ist glatt rasiert. Wozu soll sie auch gut sein? Sie ist behaart, schleimig, kokowääh!

Wir schämen uns unserer Scham schon seit langer Zeit und bei der derzeitigen gesellschaftlichen Wetterlage wird es morgen nicht besser sein. Schamlippen sind "zu groß", "zu dick", "zu überflüssig". Das eigene Geschlecht ist nur sexy, solange es unter einen Bikinihosen-Streifen passt.

Wie kriegen wir sie also klein, diese – wie heißt sie schon wieder – Vulva?

Zuerst muss die Wolle ab! Schamhaare sind gruselig und können durch Unterhosen durchwachsen – das habe ich jedenfalls gehört. Schnell greift frau dann zum Rasierer, oder schlimmer – zum Wachs – und rasiert sich bis in die hintersten Po-Ecken. Sie haben schon richtig verstanden: Sie masturbiert nicht bis in die hintersten Po-Ecken, sie rasiert sich bis in die hintersten Po-Ecken – bis irgendwann, durch Tränen und Mühen, eine gerötete, kahle Vulva zum Vorschein kommt, zart und tomatenrot wie ein Baby-Popo, frisch geboren und ohne Namen. Wir gratulieren herzlich!

Die Mode war ja für Frauen schon immer ungemütlich gewesen, aber intime Rasuren hebeln dem berühmten Fass den Boden aus.

Die rasierte Vulva stellt sich für mich als Frauenärztin nicht selten als eine Haarfollikelentzündungskatastrophe heraus. Aber der Poltergeist der Mode ist stärker als meine Gesundheitstipps vor dem gynäkologischen Stuhl. Daher füge ich mich in das heutige Modedilemma und sehe es wenigstens positiv: Die Rasur gibt das Eigentliche frei und kann so vielleicht zu einer ausführlichen weiblichen Selbstannahme mit guter Laune führen.

Schamhaarscharf vorbeigedacht! Trotz des genitalen Aufwandes beten Frauen ihre Vulva nicht an. Sie schauen lieber doppelt weg.

Ein "DA UNTEN" bleibt ein "DA UNTEN", basta! Es sei denn, die Frau findet ein klitzekleines Pickelchen "da unten". Dann wird mit akrobatischem Aufwand und dem Handspiegel im Mund gequetscht und gedrückt. Die Hauptsache ist, sie bleibt "da unten" schön sauber, rasiert und parfümiert.

Vielleicht kann die Frau ja so besser mit der Unsicherheit zwischen ihren eigenen Beinen leben, wenigstens einigermaßen leben. "Einigermaßen" scheint Frauen zum Glücklichsein zu reichen – bis heute. Mit "einigermaßen" haben Frauen sich seit Jahrhunderten arrangiert.

Wenn die Vulva einigermaßen chic aussieht, finden sie sich einigermaßen gut. Ohne Schamhaare können sie ihre Vulva einigermaßen akzeptieren. Mit Piercing ist sie einigermaßen aufgewertet. So arrangieren sich Frauen bis heute mit ihren Geschlechtsteilen, mit ihrer Menstruation, mit dem Kinder-kriegen, mit dem Job.

Solange ausgereifte Frauen ihr erwachsenes, feuchtes, dunkel pigmentiertes und zyklisch wandelbares Geschlechts-organ wie ein Püppchen aus alten Kindergarten-Zeiten behan-deln, es kritisch beäugen, um es schnell wieder sauber zu machen, um es dann gleich wieder kritisch zu betrachten, um es dann noch mal sauber zu machen, können sie einigermaßen mit den wechselhaften Hormonen in ihrem unteren Körperbereich leben.

Die intime Lotion

Patientin, 25 Jahre:

- *"Frau Doktor, da unten rechts oben außen im hinteren Winkel meiner 'na Sie wissen schon' schaut es sehr komisch aus."*
- *"Frau Meier, das ist nur ein Muttermal."*
- *"Oh, wie bin ich froh! Und wie kann man das wegmachen?"*
- *"Besser nicht, Frau Meier, es ist sehr klein und sollte nicht stören. Überhaupt ist alles in Ordnung mit ihrer Vulva."*
- *"Womit?"*

Ein ganzer Markt ist aus der Vulva-Hygiene entstanden. Der Markt rund um die allersauberste, allerschönste und allerduftigste Intimzone der Frau. Der Mann braucht anscheinend keine expliziten Intimhygieneartikel.

Falls es noch niemand weiß: Die Intimlotion ist eine nach wilden Kräutern duftende Schmiere, die so gesund ist, dass dir der Busch wegfliegt, solange du überhaupt noch einen hast.

Diese duftende Schmiere sitzt auf der Vulva und grinst der Frauenärztin frech entgegen.

Dabei stelle ich mir die Frage, was so eine intime Schmiere bei einer gesunden Frau im Allerheiligsten ihrer Heiligtümer verloren hat? Hat sie sich vielleicht verirrt? Wieso braucht frau überhaupt eine intime Wasch- oder Pflege-Lotion, solange sie gesund und munter ist?

Die Antwort erhielt ich neulich von einem Intimlotion-Vertreter männlichen Geschlechts. Diese Lotion möchte doch die liebe Vagina (der Mann kannte auch keine Vulva) AUFWERTEN! Ich wiederhole es noch einmal ganz langsam für alle Leserinnen und Leser zum Mitlesen: A U F W E R-T E N!

Das kann ja noch toll werden, denn endlich wird sie aufgewertet. Und zu diesem Zweck erhält frau über ihre persönliche Intimpflege wertvolle Fette, Hyaluron und Milch-säure.

Ich bleibe dabei so schön bockig, wie ich nur kann und frage den Intimvertreter:

"Könnte möglicherweise WASSER im Intimgebiet der Frau ausreichen?"

Der Vertreter wird daraufhin fast ohnmächtig. Wasser, das ist nicht mein Ernst? Und so klärt er mich auf:

"Die Frau von heute wünscht sich viel mehr, nämlich viel mehr Pflege für eine intime Makellosigkeit."

Game Over. Was will ich mit Wasser? Ich lasse den Kopf hängen und finde mich für zwei hundertstel Sekunden alt-modisch. Dann drücke ich den ganzen Inhalt der Intimlotion auf meine große Zehe. Meine Vulva bleibt verschont. Sie hat es besser verdient. Lavendelduft hat hier nichts verloren.

Pflichtbewusst treffe ich sogleich meine Freundinnen zum sonntäglichen Vulva-Gespräch, damit wir uns aufs Neue fragen dürfen:

Wozu braucht die bereits im Intimbereich kahl rasierte Frau von heute eine duftende Makellosigkeit zwischen ihren Beinen?

Antwort A: Weil ihre Vulva nicht nur unbenannt, unbekannt, sondern auch noch ein Makel ist.

Antwort B: Weil es ohne Lotion zwischen den Beinen einer Frau so stinken könnte, dass die Entblößung einer einzigen Vulva ausreichen würde, um den Dritten Weltkrieg auszulösen.

Antwort C kann nur die einzige richtige Antwort sein: Weil eine richtig-riechende Vulva ihrer Besitzerin so viel Spaß machen würde, dass sie wegen zu häufiger Masturbation auf Intimlotion-Anwendung, Intimrasur, intime Pickel-Beschäftigung und sogar auf die intime Ausmessung ihrer Schamlippen verzichten würde. Und das könnte ganze Märkte für intime Pflege und intime Schönheitschirurgie ruinieren.

Kleine Zusatzbemerkung zum schönsten Duft aller Frauen: Wenn es einer Frau einmal wirklich zum Himmel stinken sollte, sollte niemals eine intime Schmiere in ihr Intimes, sondern ein Medikament! Es finden sich ab und an lustige Bakterien, die mit keiner Intimpflege der Welt die schönste Höhle der Frau verlassen würden.

Außerdem: Duftige Cremes verändern Eigengeruch und Flora von Vulva und Vagina, sodass auch die beste Frauenärztin der Welt nicht mehr erkennen kann, was im Intimen noch gesund ist. Chronische Entzündungen können so eher verschleppt werden und die noch viel tieferen Intimzonen der Frau infizieren. Das wäre dann – trotz gestylter Vulva – nicht mehr so stylisch.

Gut, gut, gut – dann verzichtet die Frau von heute eben auf die sie aufwertende Lotion und vielleicht sogar noch auf die Intimrasur.

Aber sobald sich ihre Frauenärztin wieder umdreht, gilt: Glatt rasiert, duftend und klein operiert. So schamvoll ist die Scham von heute. Mann, oh Mann, davon hätten mittelalterliche Jungfrauen nur träumen können!

Bitte merken:
Die Reinigung mit Wasser im Intimgebiet reicht – mit einem sanften Abwischen oder Abbrausen von der Klitoris Richtung Po. Seifen und Pflegemittel stören die natürliche Flora von Vulva und Vagina, die für die Immunität sehr wichtig ist.

Der Mann

Für einen emanzipierten Seitenblick und zum Durchatmen weiblich überfrachteter Themen wenden wir uns nun mit der Lupe dem männlichen Genital zu, und sehen uns das an, was ER zu bieten hat.

Der Penis. Er liegt zwar die meiste Zeit abgeknickt in der Unterhose und ist im nichterregten Zustand so hübsch wie ein Erdwurm mit Verstopfung, dennoch hat er einen Namen erhalten. Und nicht nur einen! Der Penis kann zum Zauber-, Freuden- und Feuerstab werden, und – man glaubt es kaum – sogar zum zweiten Ich des Mannes. Es gibt Filme, da spricht er sogar!

Die Hoden. Hier handelt es sich um zwei samenproduzierende, für meinen Geschmack etwas zu sehr empfindliche Keimdrüsen, tief verborgen in einem warzigen Hautsack. Dennoch werden sie als die Eier der Nation verkauft! Und das, obwohl sie noch kein einziges Küken zur Welt gebracht haben. Es soll nicht wenige Besitzer geben, die sie als ihre Kronjuwelen bezeichnen.

Zusammengefasst gilt das gesamte sichtbare und äußere Genital des Mannes als DAS Heiligtum des Mannes. Ich wiederhole: HEILIGTUM. Und so ein heiliger Inhalt bleibt unantastbar, das ist doch wohl klar. Ein Heiligtum wird niemals kleinrasiert, schöngeschmiert oder wegoperiert!

Im Gegenteil: Männer gehen "für Königstiger", Männer sitzen breitbeinig, Männer schaukeln ihre Eier rauf und runter. Männer schieben ihren Penis von rechts nach links, von schräg oben bis schräg nach unten, im Sitzen, im Liegen und sogar beim Tanzen.

Im großen World Wide Web findet man allein über hundert Bezeichnungen für das männliche sichtbare Geschlechtsorgan. Und die meisten Namen klingen nicht einmal schlecht. Sie klingen nach Weltherrschaft und nach den Freuden des Lebens. Kaum eine Penisbezeichnung stinkt nach schlechter Pornographie.

Wenn ich heute im Supermarkt für weibliche Genitalorgane einkaufen gehen würde, hätte ich lieber einen Gold-Ferrari als die schamvolle Scham. Die Scheide mit den zurechtgestutzten Schamlippen lasse ich im Gurkenglas-Regal versauern. Für übermorgen bestelle ich eine lustige Liebesgrotte mit vier

Venusblättern, die einen fetten Smaragdstein am Grunde des Lusthügels umhüllen.

Noch Fragen?

Es liegt nur an uns, meine lieben Damen von der schamvollen Scham, die eigene Scham endlich abzustreifen und das Wunder Vulva – bitte einmal komplett ohne String-Tanga – zu bestaunen.

Bitte merken:
Ein guter Name für die eigene Intimzone ist wichtig, denn dieser fördert das geschlechtsspezifische Selbstbewusstsein. Wenn wir starke Frauen wollen, sollten sie einen starken (oder mindestens richtigen) Namen für ihr primäres Geschlechtsmerkmal erhalten.

Geschichte

Meine lieben Damen, wie lange soll es noch schlecht aus unserer Frauenwelt schallen? Wie lange noch lassen wir uns das unangenehme Genitalgerede gefallen?

Eva ist schuld! Ihre Vulva war zu groß, zu behaart, zu lustvoll. Eva versuchte, Adam zum kritischen Denken zu verführen, sie wollte wissen. Sie hatte vielleicht genug vom paradiesischen Cocktail-Schlürfen und dem ewigen Unter-dem-Apfelbaum-Sex. Sie wollte verstehen! So eine Ambition sollte meiner Meinung nach göttlich gefördert werden, wurde es aber nicht, denn so steht es geschrieben.

Und was tat der angebliche Gott damals? Er bestrafte Eva für ihr Zuviel-Wissen-Wollen angeblich mit der bösen Menstruation, mit den noch böseren Menstruationsschmerzen und den allerallerbösesten Geburtsschmerzen.

Falls das nun für eine Frau nicht logisch klingt, ist das richtig. Es ist wahrscheinlich an allen Haaren herbeigezogen. Dennoch hat irgendwer (wohl ein sehr besoffener Mann mit zu starker Frau) die Story einst geschrieben und so Generationen über Generationen von Frauen in den Wahnsinn getrieben.

Den Erfindern der Bibel war es gelungen, ein ganzes Geschlecht schlecht dastehen zu lassen. Frauen begannen, an einen zweitrangigen und bestraften Körper zu glauben. Wahrscheinlich war Eva überhaupt die letzte Frau gewesen, die ihre Vulva noch mochte.

Evas Nachfolgerinnen wurden ruhig gestellt. Sie pressten ihre Beine zusammen, um das Bestrafte nicht zum Vorschein zu bringen, und alles an weiblicher Lust und Neugier war dahin. Körperliche Freuden waren schmutzig, pfui, weil göttlich nicht gewünscht.

Die Vulva selbst, die sensibelste Zone im Körper einer Frau, durfte nicht mehr existieren. Sie wurde gelöscht – sprachlich, anatomisch und emotional. Aus dem weiblichen Geschlechtsorgan wurde eine brave Scheide, die zu passenden Zeiten das Schwert ihres Ehemannes willkommen heißen durfte. Nur in manchen anzüglichen Vierteln der Stadt verwendete man noch ihren längst vergessenen Namen. Dann wurde der Name der Vulva zum Schlimmsten, Teuflischen und Obszönen verdammt.

Frauen hatten also eine Wahl. Sie waren entweder echt und teuflisch oder unecht, aber dafür sündenfrei. Klar war, sie durften sich nicht lieben, da alles, was körperlichen Spaß machte, teuflisch und böse war.

So wuchsen die Mädchen und Frauen ohne Vulva auf, mit den wenigen körperlichen Teilen, die akzeptiert wurden: einem schönen Gesicht und einer dünnen Taille. Und damit ist auch für Jahrhunderte alles Weibliche gesagt. Frauen durften sich nicht mehr spüren und mussten daher lernen, auf das Gespür anderer zu hören. Also hörten sie auf die Männer und das Dilemma begann. Es entstand ein Patriarchat unglaublicher Größe und Macht, dem sich die meisten Frauen bis vor kurzer Zeit freiwillig unterwarfen. In diesem künstlich erschaffenen System waren sie freiwillig von ihrer Scham und ihrem Makel überzeugt. Selbst meine eigene Großmutter glaubte noch an eine weibliche Unreinheit. Sie bezeichnete Sex als schweinische Angelegenheit und die Menstruation erhielt so aberwitzige Tabu-Worte, dass kein Mensch verstehen konnte, wovon sie redete, obwohl es der natürlichste Ablauf der Frau ist.

Mit der Verherrlichung einer Heiligen Jungfrau und der Heiligen Mutter war eine Frau auf Jungfernhäutchen und Gebärfunktion reduziert worden. Das passte zwar nicht zusammen, aber war so.

Wo war die heilige Alte geblieben? Wo der heilige weibliche Zyklus? Gab es noch irgendeine lachende Frau, die sich lustig am Kitzler kratzte? Wo war die freche Frau, die alle Obrigkeiten anzweifelte? Wo die wollüstige Frau, die sich einige Liebhaber oder Liebhaberinnen pro Nacht gönnte? Und sah jemand noch eine freie Frau, die lieber auf einem Pferd als auf einem Mann ritt? Die ganze lustige Palette individueller Weiblichkeit war verschwunden und mit ihr der allerbeste weibliche Humor. Dieser war verschluckt, versteckt und ver-schwunden − in einem einzigen Loch ohne Namen.

Aber immerhin im Namen eines einzigen Gottes, der den Himmel einseitig männlich färbte. Der ganze weibliche Stolz hing dünn an Unschuld und Fruchtbarkeit. Tugendhaft, aber schön fruchtbar durften Evas Nachfolgerinnen Söhne gebären, um Evas Vulva zu sühnen.

Ich kann es mir klüger nicht vorstellen: Schieb der Frau den Schwarzen Peter in die Hose und lass sie von klein auf unglücklich mit ihrem Körper sein, so wird sie niemals auf sich stolz sein können. Sie wird niemals ihre Gefühle respektieren und das tun, was sie sich wünscht, weil sie nicht einmal gelernt hat, was ein körperlicher Wunsch ist. Sie wird lieber jeden Tag und jede Nacht ihre Fehler zählen. Und wenn sie keinen mehr findet, sucht sie einen bei ihrer Tochter, Schwester, Tante, Schwiegertochter oder Freundin.

Mit dieser Anti-Frauen-Kampagne schaffte es die christliche Welt, Millionen von Frauen ein Leben lang mit einem schlechten Gewissen zu beschäftigen. Frauen waren – bildlich gesprochen – vom Fehlerzählen bald so verwirrt, dass sie sich nur mehr auf einfache Arbeiten konzentrieren konnten. So wurde von weiblicher Seite nicht mehr viel hinterfragt, denn, bevor sich eine Frau mal wieder fragen konnte: "War da nicht noch etwas anderes, was ich eigentlich tun wollte?", plumpste schon wieder eine schreiende Windel in ihre Arme und hinter ihr brannte die Milch an.

Aber selbst Frauen, die von anbrennenden Milchbreien und schreienden Windeln befreit waren, also die berühmten alten Jungfrauen, waren nicht fähig, sich zu verwirklichen. Sie konnten nämlich nicht anders, als sich mies zu fühlen. Sie waren gefangen in einem bestraften Körper: so ohne Mann und Anerkennung.

Adam war angeblich der erste Mensch. Ich schreibe lieber: Adam war der von Eva verwirrte erste Mensch. Dieser arme Mensch schritt nun als Erster voran. Der Grund lag wohl eher in seiner besser entspannten Beckenmuskulatur. Er hatte von Anfang an Kopf und Hoden frei. Keiner hatte ihm eine göttliche Ohrfeige verpasst. Also konnte er locker in der Hose bleiben, während sich Eva klein redete und klein fühlte.

Evas Sünde (die sicher keine war, sonst würde die Menschheit heute noch unter einer Palme hocken) und ihre Zweitbesetzung in der Schöpfung sind bis heute in unsere Frauenköpfe eingebrannt, sodass selbst ein christlicher Exorzist seine Mühe damit hätte, den bösen Geist der weiblichen Unvollständigkeit zu vertreiben. Evas "Makel" vermiest Frauen bis heute ihr Frau-Sein und lässt sie ihr Leben damit verbringen, allen und allem gerecht zu werden: ihrem Mann, ihrem Lover, ihrer Familie, ihrem Beruf, ihrer Intimpflege, ihrer Menstruationspflege, ihrem Schlankheits-, Schönheits- und Jugendwahn ... nur nicht sich selbst.

Frauen müssen lange in der Geschichte graben, um auf Respekt gegenüber ihrem eigenen Geschlecht zu stoßen – vorbei an männlichen Gottheiten, von Jehova bis Odin, von Jupiter bis Zeus, von Allah bis Ra. Irgendwann trifft frau dann doch noch auf die Verehrung ihrer Vulva.

Die Vulva wurde einst mit Stolz präsentiert. Und wer das nicht glaubt, der lese gerne das faszinierende Buch quer durch unsere Kulturgeschichte: "Vulva, die Enthüllung des unsichtbaren Geschlechts" von Mithu M. Sanyal.

Das primäre Geschlechtsmerkmal der Frau gehörte einst zu einer sehr vielschichtigen Göttin, die das Leben nicht nur hervorbringen, sondern auch verwandeln und wieder zurücknehmen konnte.

Man hatte sie also verehrt, bei den Assyrern, Ägyptern, und angeblich auch bei den Germanen – die Frau mitsamt ihrem sichtbaren Genital. Die göttliche Vulva war prominent und mächtig (und nicht klein operiert). Aus ihr entstand Lust oder Unlust. Aus ihr gebar sie das Leben oder sie nahm es zurück.

24

Die göttliche Vulva hatte die Macht, als Feuchtgebiet alles zu nähren oder sie trocknete das Leben aus. Um dieses Szenario zu vermeiden, waren die Menschen gut zu IHR. Also zu den Frauen. Als ein göttliches Abbild dürfte frau damals wenig Grund gehabt haben, sich auf eine akribische Fehlersuche zu begeben. Wer eine göttliche Vulva besaß, saß auch entspannt da, und blieb sogar noch entspannt, wenn der Busen bis zum Nabel fiel oder die Haut knitterig wurde.

Eine stolze Vulva bedeutete nicht nur eine entspannte Klitoris, sondern auch noch ein ausgeglichenes weibliches Hormonsystem mit den besten Auswirkungen auf das soziale Miteinander und den Nachwuchs. Man weiß heute von den wenigen Völkern, die ihre Frauen besonders auch im Alter respektieren, dass ihr Pegel an Wechselbeschwerden gegen Null geht.

Alles körperlich Weibliche galt als ein Ebenbild der Natur, die die Göttin hervorgebracht hatte. Der weibliche Zyklus erinnerte an die vier Jahreszeiten. Das weibliche Körperrelief spiegelte Hügel und Täler wieder, die Vulva die fruchtbare Erde. Heute nennen wir das Relikt dieser alten omnipräsenten Göttin gerne noch unsere "Mutter Natur". So haben wir einen Funken Demut gegenüber dem erhalten, was uns die Natur tagtäglich und freiwillig schenkt.

Bitte merken:
Die Vulva ist ein ordentlicher Segen. Die Menstruation und der weibliche Zyklus dürfen ebenso als göttliche Geschenke angesehen werden.

Sex

Patientin, 19 Jahre:

- *"Frau Doktor, wieso spüre ich nichts beim Sex? Kann es sein, dass mit mir etwas nicht in Ordnung ist?"*
- *"Meinen Sie, dass Sie innen, also in der Vagina nichts spüren?"*
- *"Ja, genau."*
- *"Eine Frage: Haben Sie sich schon mit Ihrer Vulva intensiv beschäftigt?"*
- *"Ich glaube ... eher nicht!"*

Das Resultat der fehlenden Vulva ist eine unsichere Frau. Sie hat da was, aber was genau, ist nicht ganz klar. Der Penis ist klar, die Hoden auch. Man könnte sie sofort aus dem Gedächtnis malen. Wie aber verdammt noch mal malt frau eine Vulva? Vulva-Was? Vagina-Wie?

Selten wird ein Mädchen von klein an in der Annahme ihres Genitalorgans bestärkt und zur Selbsterforschung motiviert. Solange zwischen den Beinen nur ein Blümchen blüht und später ein Loch auf sie wartet, wird eine werdende Frau wenig Muße haben, ihr erwachendes Geschlechtsteil zu entdecken. Sicherheitshalber hält sie die Beine zusammen, überkreuzt und doppelgeknotet, als könnte jemand hineinschauen und ihre Unsicherheit sehen. Nur beim Sex – so hat sie es gelernt – muss sie dehnbar sein. Beim Sex geht es um die Vagina. Weit, weiter, am weitesten wird dann gedehnt und gespreizt, damit der Penis seinen Eingang finden kann.

Wozu schreibe ich also an einem Buch über die Vulva, wenn frau keine mehr braucht, nicht einmal beim Sex? Für den

26

Sex reichen Busen, Taille und ein Loch. Eine Sexbombe benötigt weder sexuelle Erfahrung, noch erregte Venuslippen. Die Femme fatale des 21. Jahrhunderts ist gerade erst aus den Windeln entsprungen, aber ohne Vulva sofort geil. Ohne Sex läuft weiblich nichts mehr. Wer hat sie bloß erfunden, diese Frau mit dem Sex ohne Sex? Ein Intimlotion-Vertreter? Makellos rein und trotzdem geil?

Von analen und oralen Praktiken mal ganz abgesehen ist Sex heute gleich Vagina gleich Geschlechtsverkehr gleich das Hinein- und Hinausschlittern des Penis im muskulösen Beckenbodentunnel mit dem mittelalterlichen Namen Scheide.

Für das Vögeln, das Bumsen, das Ficken, für die gesamte Pornographie muss die nervlich unterbemittelte Vagina herhalten. Und wenn sie nicht reicht, dann reicht sie nicht, dann spielt sie ihm eben etwas vor, so wie damals, so wie schon immer, so wie in dem Film "Harry und Sally": Wen stört es im Herrenklub, wenn Frauen steinalt werden ohne je einen Orgasmus gehabt zu haben?

In den Hollywoodfilmen hat es noch niemand bemerkt. Das Licht geht aus. Im Mondschein erblickt man einen abgemagerten Körper in Reizunterwäsche: unsere Heldin. Da, er hat sie, und er küsst sie zwei Mal mit kreiselnder Zunge. Dann ist er in ihr drin. Wow, wie schnell das geht. Im Stehen und im Dunkeln, wie schafft er das bloß? Sie keucht, sie kommt. Wie schafft SIE das bloß? Hier handelt es sich – wie so oft – um eine vorspiellose Vorstellung, die zeigt, was eine Heldin von heute können muss: In hohen Stöckelschuhen die Welt erobern, um am Ende gefickt zu werden. Vulva ade, die Scheide tut weh.

Letztens meinte Sandra Bullock in einem Film: "Ich kann mich beim Sex verbiegen wie eine Brezel." Hugh Grant in seiner Rolle hat sich sehr gefreut. Der Penis wird scheinbar gerne in alle möglichen Winkel gerückt und gedrückt, das gesamte Kamasutra rauf und runter und wieder zurück.

Das moderne Ideal einer superschlanken, elastischen bis zu 180 Grad verbiegbaren Sex-Super-Woman mit rhythmischem Gestöhne in jeder Position lässt meiner Meinung nach eher Assoziationen an ein anstrengendes Fitness-Workout als an Erregung zu. Jedes Mal, wenn ich unvermutet in einem Politthriller auf eine Sexszene mit vaginalem Verkehr nach drei Küssen stoße, wird mir schlecht. DAS stellt sich die Welt unter einer sexuell erregten Frau vor? Einen Gummimenschen, der sofort zu stöhnen beginnt, sobald die Vagina mit Penis vollgestopft wird? Wie wäre es zur Abwechslung einmal mit einem realistischeren, weiblichen "Aua!"?

Hallo, ihr echten Menschen da draußen, ihr, die ihr noch in Liebe gezeugt und geboren seid, solltet ihr euch nicht in Sachen Erotik weiterentwickelt haben? Wie schaffen wir es nur, Raumschiffe und die kompliziertesten Operationsverfahren zu entwickeln, während unsere Sexualität auf zwei Pistolen- schüsse ohne Vulva reduziert wird?

Liebe Hollywood-Drehbuchautor*innen, bitte lasst eure Protagonistinnen nicht mit sexuellen Verbiegungen prahlen, sondern lieber mit ihren Venuslippengrößen. Das gäbe zur Abwechslung einmal echte weibliche Tatsachen wieder.

Solange sich Sandra Bullock diese Diskussion schenkt, muss jede Frau an ein Gummipuppenglück glauben. Dabei würde Hugh vielleicht genauso strahlen, wenn Sandra ihm erzählt, welche Technik ihre Klitoris zum Vibrieren bringt. Nur Mut, liebe Hollywood-Filmleute, zeigt mal zur Abwechslung einen Liebesakt, der mit der Frau beginnt und mit ihr endet. So hätte das vulvatragende Geschlecht auch mal was davon. Und die Mädels, die sich diese klischeebehafteten Hollywood- schinken reinziehen, lernen endlich etwas über die Entstehung ihres weiblichen Orgasmus.

Viel zu lange Zeit lebten wir den Traum vom männlich- weiblichen Schlüssel-Schloss-Prinzip und der scheinbar logischen Mann-Frau-Einheit: Er hat das Schwert, sie die Scheide. Er schließt auf, sie wird zur Brezel. Er kommt, sie auch? Ist doch egal! Das Glück ist perfekt.

So fördern Frauen den Wahn von der männlichen Omnipotenz und seinen Aberglauben, dass dieser eine Penis es vermag, sie zu orgastischen Höhen zu befördern. Das mag bei Frauen mit Tantra-meisterlicher Hingabe und der entsprechenden sexuellen Reife klappen, aber die restliche Frauenwelt kratzt sich an der Vulva und fragt sich: "Wie schafft es Tante Berta in 'James Bond jagt Tante Berta' jedes Mal zum Höhepunkt?"

Die Vagina ist nervlich unterbemittelt, wie gesagt, weil sich Mutter Natur etwas dabei gedacht hat. Sie hat die Vagina für Geburten, Tampons, Menstruationstassen und die Untersuchung bei der Frauenärztin auserkoren. Ihre mächtige Muskulatur muss es schaffen, innerhalb von wenigen Minuten ein Baby ohne großen Sauerstoffmangel in diese Welt zu quetschen. Aus diesem Grunde ist die Vagina ein Muskel – also ein Teil des weiblichen Beckenbodens, der aus drei Schichten Muskulatur mit queren und zirkulären Fasern besteht. Hätte die Vagina eine sensible, orgasmusfähige Nervenausstattung, wie sie in der Vulva vorkommt, gäbe es keine natürliche Geburt mehr, die Tampon-Industrie würde Bankrott gehen und alle Frauenärztinnen bekämen nicht nur wirtschaftliche Probleme.

Bitte merken:
Die Vagina hat keine sensible Nervenversorgung, so wie sie in der Vulva vorkommt.

Dennoch glaubt so mancher Mann beharrlich, dass er seine Frau dank vaginaler Verbiegungen befriedigt hat. Er glaubt es, weil sie nichts sagt oder – was leider nicht selten ist – es nicht besser kennt. Er glaubt es am nächsten Tag, beim Autofahren und in seiner Arbeit.

Und dann, wenn er eine frustrierte Kollegin sieht, glaubt er, dass die Arme schon wieder zu wenig Penis(er)füllung erlebt hat. Er glaubt es abends in seiner Bierstube, wenn er mit seinem Kumpel grölt: "Die olle Zicke braucht es mal wieder, so richtig genommen zu werden!"

Eine unglückliche Frau muss also nur richtig genommen, gestoßen, gebogen und gebrezelt werden, damit sie sich als richtige Frau fühlen kann. Isn`t that great! So verehren wir bis heute den Penis als ein frauen(er)füllendes Glückstonikum. Dieses Genital hat es zum Zaubermittel gegen Zickentum geschafft, Kompliment!

Es ist doch auch irgendwie schön: Frauen helfen ihren Männern, dass sie an sich glauben, wenn sie es selbst schon nicht tun.

Patientin, 45 Jahre:

"Frau Doktor, ich habe Schmerzen beim Sex."
Wenn ich das höre, und ich höre das sehr oft, kann ich davon ausgehen, dass sie den vaginalen Anteil von Sex meint. Ich untersuche meine Patientin und finde – wie so oft – nichts. Also frage ich nach:
"Was tut Ihnen denn genau weh beim Sex? Das Eindringen, der oberste Teil der Vagina oder die dritte Kranichstellung von rechts?"
"Meine Scheide ist zu trocken!", kommt als eine sehr häufige Antwort.

Und da ist sie wieder, die böse immer-viel-zu-trockene Vagina, Frauenkrankheit Nummer 1 – noch vor der Harninkontinenz. Eine Frauenkrankheit, die oft keine ist, aber frau ungern zugibt. Haut und Drüsenfunktion sind intakt. Nur nicht beim Sex. Also sollte sie besser geölt werden, diese sexuntaugliche Vagina. Sie soll funktionieren wie beim Steh-Fick in der Hollywoodromanze. Tausendundeine Pflegesubstanz, Gleitmittel und Lotions könnte ich diesen Frauen empfehlen, wenn ich wollte. Aber ich will schon wieder nicht.

Ich rede schon wieder über die Vulva. Ich rede über die vielen lustigen Nervenfasern da draußen am eigentlichen Geschlechtsorgan der Frau. Ich rede über Sex ohne Vagina. Das ist einfach zu rezeptieren, schont den Geldbeutel und hilft gegen die gemeingefährliche Scheidentrockenheit.

Ich rede wie eine Sex-Expertin. Ich sage sogar so feministische Dinge wie: Die Frau muss beim Sex den Ton angeben, die Geschwindigkeit und die Richtung. Ihrer selbst zuliebe und wenigstens so lange, bis sie weiß, was sie wissen muss, und das geschieht manchmal erst nach 105 Jahren und im übernächsten Leben. Der junge Hengst muss so lange warten. Punkt. Allein schon aus gesundheitlichen Gründen muss SIE ihn anleiten, um nicht vulvaübergangen, schwanger, krank oder enttäuscht zu werden. Falls ihr nichts einfallen sollte zur richtigen Mann-Anleitung, sollte sie wenigstens nicht so tun, als wäre sie so verdammt geil.

Es dauert immer eine gewisse Zeit, bis eine Vulva erregt ist und der feuchtigkeitsproduzierende Drüsen-Motor der Vagina anspringt. Hannibal steht zwar vor der Tür, schabt mit den Hufen, aber das muss ihr egal sein. Sie ist schließlich eine Frau. Sie hat dieses verdammt weibliche Selbstbewusstsein. Also leitet sie ihn an, bis sie vielleicht vor lauter Lust und Freude für die vaginale Tiefenerforschung bereit ist. SIE bestimmt, ob er Karthago einnehmen darf oder ein genüssliches Vulva-Dinner auf Klitoris-Sprosse vernaschen darf. Sie entscheidet. Aber das setzt voraus, dass sie entscheiden kann, bestimmen will und sich das traut. Ich befürchte, mit der frühfraulichen Unsicherheit zwischen den Beinen sind weibliche Entscheidungsschwäche und der viel zu frühe Penis-in-die-Vagina-Verkehr vorprogrammiert. Im Bett steht niemand hinter ihr, schon gar nicht die Frau im TV oder die Biolehrerin, die in der Sexualkunde sowieso nur eine Scheide kannte. Sie bräuchte jetzt wohl eher den geerbten Stolz ihrer wilden Pavian-Tante.

Sex ohne Vagina ist offiziell erlaubt und sogar sexy. Ich behaupte ernsthaft: Eine vulvabefriedigte Frau schläft jedes Mal glücklich ein. Man(n) glaubt es kaum!

Meine 45-jährige Patientin erwidert aber:
"Mein lieber Mann braucht es jeden Abend, immer um zehn nach zehn!"
Und da fährt kein Zug vorbei: Mann muss ran, Mann muss rein, Mann muss was? In ihr ejakulieren? Sonst was? Sonst explodiert er? Wer oder was explodiert dann? Der Mann oder nur sein Penis?

Ich stelle mir einen explodierten Mann vor und bekomme Mitleid. Und Neugierde. Nur Mut, meine Damen vom Bund der vaginalen Verkehrssicherheit, probiert alles aus, aber beginnt mit der Vulva. Das Eindringen des Penis in die Vagina darf gerne das Besondere bleiben, das eine Frau ihrem Partner schenkt, wenn sie bereit ist, das i-Tüpfelchen beim großen Wort Sex. Schon aus gesundheitlichen Gründen muss das Vertrauen einer Frau zu ihrem Partner groß sein, wenn es um die Vagina und nicht um die Vulva geht.

Liebe Männer, seid nicht traurig, wenn nach der Veröffentlichung dieses Buches nicht mehr so viel gebumbst, gepoppt und gefickt wird. Pornographie kann nur abwechslungsreicher werden, wenn die Vulva mitspielen darf, vielleicht sogar so spannend wie eure Exkurse zum Jupitermond. Lasst euch also überraschen, was passieren kann, wenn die grenzenlose Fantasie der Vulva Webseiten mit Erotik füllen wird.

Bitte merken:

1.) Frauen müssen sich nicht ständig etwas in die Vagina schieben, um sich als Frauen identifizieren zu können.

2.) Frauen warten auch nicht auf den größten, längsten und dicksten aller Zauberstäbe serviert auf schwarzem Hengst. Dieser Stab, nicht der Hengst, kann wehtun, vor allem dann, wenn er aufgrund seiner Größe am äußeren Muttermund rüttelt und schüttelt.

3.) Nur selten gehen Frauen beim vaginalen Reinschieben eines Dildos, Penis, einer Karotte oder Banane ab wie ein brunstiges Perlhuhn im Frühling. Meist schauen sie dabei nur verdutzt.

4.) Deswegen bekommen Frauen auch keine multiplen Orgasmen beim Tampon-Reinstopfen (leider) und auch keinen Höhepunkt in der gynäkologischen Untersuchung (obwohl das sicher unser Image als Frauenärzte aufpolieren würde).

5.) Und ja, falls es bis zu dieser Seite noch nicht vorgedrungen ist: Frauen haben eine Vulva, sogar eine für den Orgasmus.

Bei der trockenen Scheide handelt es sich also in den allermeisten Fällen um fehlende Lust, die sich frau nicht eingesteht, solange er wild in ihr herumturnt.

Die Scheidenhaut ist stark, aber kein grobes Pflaster. Zu frühes Eindringen oder zu langes Reiben kann diese Haut beschädigen und austrocknen. Das beste Gleitmittel kommt – wie in unseren guten alten Zeiten der heiligen-Vulva-Präsentation – aus der Eigenproduktion und nicht aus der Tube.

Wenn es unten herum beim Sex zu trocken ist, ist der ganze Sex zu trocken. Oder die ganze Frau. Dann sollte sie weniger nachdenken, mehr trinken, fantasieren, masturbieren und auf ihre klugen Drüsen hören.

Jede junge Frau bekommt von mir einen Zettel mit dem Wort VULVA mit nach Hause. Und ich gebe es ehrlich zu: Ich rezeptiere lieber die Vulva als die Pille. Vor allem im Alter von 11 bis 16 Jahren. Denn für die Vagina einer jungen Frau gilt bis auf seltene Ausnahmen:

Geschlechtsverkehr erregt nicht.

Geschlechtsverkehr führt nicht zum Orgasmus.

Geschlechtsverkehr kann wehtun.

Aber für die Vulva einer Frau gilt: Die Berührung der Vulva – vor allem die der Klitoris – erregt, elektrisiert und befeuchtet, weil sie einen eigenen Schwellungskörper, eigene Drüsen und ein eigenes Nervengeflecht besitzt, das sogar die unsensibelste Frau zum Schmelzen bringen kann.

Die intensive Beschäftigung der Vulva kann dann zum Orgasmus führen, der wiederum die Vagina öffnen und be-feuchten kann.

Die einzige Ausnahme für eine sofortige und blitzschnelle vaginale Öffnung ist die affentittengeile Liebhaberin mit der richtigen Hingabe. Sei es um den Eisprung herum, mit der echten sexuellen Reife oder in einer warmen Vollmondnacht am Meer – das klappt, behaupte ich – sogar bei mittelgradiger Vaginalverspannung mit Drüsenschwäche. Denn mit der echten Hingabe klappt bei einer Frau sowieso alles, sogar Geschlechtsverkehr.

Hingabe

Hingabe ist leider das verkehrte Thema in unserer Zeit. Sicherheits- und Kontrollbedürfnisse schlagen Madame Hingabe den Kopf ab. Diese arme Madame muss heute so viel mehr sein als eine einfache Vulva. Vor dem Sex, nach dem Sex und um den Sex herum, muss sie

- sicher verhütet,
- hygienisch,
- gestylt,
- rasiert,
- jung oder jung operiert,
- schön,
- dürr, aber dennoch
- weiblich, und wenn möglich
- großbrüstig,
- langhaarig und
- sportlich getrimmt sein.

Bei 12 Treffern darf sie sich als "wild knurrende Sexfantasie" bezeichnen, unter zehn Treffern als maximal "sexy akzeptabel" und unter zwei Treffern als eine "hoffnungslos verlorene Zicke". (Um ehrlich zu sein, bei mir trifft nicht mal ein einziger Punkt zu. Also bin ich ein Mann?)

Dazu fällt mir eine Geschichte ein:

Während ich mir neulich die Oscar-Verleihung im Fernsehen ansah, hüpfte ein kleiner Alien auf meinen Schoß. Er war wohl gerade auf dem Dach mit seinem UFO gelandet. Dieser Alien lächelte mich ganz kurz an, sprang sofort – ohne zu fragen (in welcher Sprache denn auch?) – vor meinen Fernseher. Mit offenem Mund starrte er auf den roten Teppich und auf Mr.

George Clooney und Co. und sämtliche weibliche Stars. Die grünen Antennen standen dem Alien zu Berge, als er sich ausmalte, dass es auf dieser Erde nur zwei Arten von Irdischen geben kann, nämlich Clowns und Nicht-Clowns. Die Clowns waren weiblich, stöckelten maskiert und glitzernd, aber unglaublich verkrampft in der Gegend herum. Wer hatte diesen armen Geschöpfen ein so karges Kostüm mit einem so katastrophalen Schuhwerk angetan? Waren sie Sklavinnen oder Bestrafte? Wieso waren sie überhaupt so geschminkt, wenn sie nicht lustig waren und aus vollem Herzen lachen konnten? All das interessierte den kleinen Alien so sehr, während er hinter Tüll und Glitzer nach echtem irdischen Leben suchte. Irgendwann erkannte er ein paar entspannte Lebensformen in grauschwarzen Anzügen. Sie schlurften neben den Clowns her, in Hosen, die einen natürlicheren Schritt zuließen. Aber gelassen wirkten sie auch nicht. Sie schienen ständig auf der Hut zu sein, dass ihre Clowns nicht umkippten. Deshalb nahm der kleine Alien an, dass es sich hier um die Clown-Wächter handelte. Schockiert von der Fernseh-Gala floh der Alien in die Natur unseres schönen Planeten, um durchzuatmen. Hier fand er zwar auch manche Wesen mit bunten Federn und Farben, diese waren aber meist Männchen. Interessanterweise entdeckte er kein einziges Weibchen, dem sein Äußeres wichtig war. Er sah Vogeldamen, die komplett ohne falsche Federn auskamen und dabei gelassen an ihren Würmern kauten. Eines dieser unscheinbaren Weibchen angelte sich sogar den hübschesten aller Vogelmänner – so als wäre es ihre naturgegebene Bestimmung, einfach deshalb, weil es ein Weibchen war.

Der kleine Alien war zu Recht verwirrt. Es muss geradezu verrückt auf einen Außerirdischen wirken, wenn er sieht, was sich Menschenfrauen – im Gegensatz zu ihren tierischen Kolleginnen – auf unserem Planeten antun, angefangen von der unteren Makellosigkeit über Kostüme, Schminke, High-Heels, Lifting, Botox bis zur chirurgischen Busenfüllung.

Echte weibliche Erregung scheint eine große Herausforderung zu sein. Vielleicht auch deswegen, weil Frauen zwischen Kindern, Mittagessen, Abendessen, Bügelwäsche, Halbzeitjob usw. sich auch noch vornehmen, schön, jugendlich und sexy auszusehen.

Hingabe an sich selbst ist ein Fremdwort. Lieber wird alles dafür getan, um echte Weiblichkeit kleinzukriegen, auszuhungern, zu beschneiden, zu rasieren und zyklisch zu kastrieren. Oder andersherum gefragt: Wie soll eine Frau zum Höhepunkt kommen, wenn es keine Vulva, keinen Busch, keinen Zyklus, keinen Bauch, keine Oberschenkel, also keine Frau mehr geben soll? Dafür aber so viel mehr Luft im BH und in ihren Lippen. Was bleibt der weiblichen Erregung noch als ein Loch?

Selbst wenn dieses weibliche Löchlein das glücklichste Löchlein aller Zeiten wäre, würde sie dort niemals ihren G-Punkt finden können. Warum? Weil ihr Kopf voll ist mit allem anderen: mit den zu kleinen, zu hängenden, zu unterschiedlich großen Brüsten, den zu fetten Oberschenkeln, dem zu dicken Po, den zu unrasierten Unterschenkeln, mit all dem unklar Schleimigen, mit dem Pickel rechts hinten, mit falschen Gerüchen, zu viel Haaren, zu wenig Haaren, zu dünnen Lippen, mit einfach viel zu viel.

Wie sollen die Feuchtgebiete unserer Frauen in Zukunft plätschern, wenn sie heute einer Gleitmittelfabrik gehören, die alle weiblichen Intimzonen anonym an die Pornoindustrie verkauft hat?

Jetzt reicht es! Träume, Fantasie, Hingabe, Haut, Duftdrüsen, Schleimdrüsen, Nervenfasern und Blutgefäße aller

Vulven aller Frauen auf der ganzen Welt – vereinigt euch! Lasst euch die Ignoranz und Übermacht hohler Gänge nicht länger gefallen und zeigt euren Besitzerinnen euren Saft! Aber "Psssst!", noch nichts verraten, der weibliche Orgasmus steht kurz vor seiner Entdeckung, so wie die ganze Frau selbst!

Orgasmus

Aber animalische Hingabe im Unterbauch war gestern, heute regiert der sexy Tanga ohne Inhalt. Hingabe erlebten vielleicht noch die Hippies in ihren wilden 1960/70er Jahren. Heute heißen sie schon wieder "Althippies" und keiner mag sie mehr, gerade wegen ihrer feuchten Genitalmähne. Schwitzende Hingabe erlebten vielleicht noch ein paar keltische Priesterinnen in heißen Vollmondnächten. Heute hört man sie nur noch leise aus schummrigen Esoterik-Läden flüstern. Sexuell-pulsierende Hingabe müsste doch sicher Maria mit ihrem Josef vereint haben, damit ein so superkluger Knabe entstehen konnte. Irgendetwas hat dieser Knabe dann wohl falsch verstanden, als ihn Josef sexuell aufklären wollte.

Sowieso ist alles schief gegangen mit der Aufklärung in den letzten zweitausend Jahren, sodass ich mir heute die Frage stellen muss: Gibt es die weibliche Sexualität überhaupt noch? Hat sie Inquisition, Verleumdung, Kastrierung, Negierung und Fehldeutung überlebt? Irgendwie wahrscheinlich ja, mit et- lichen blauen Flecken, zutiefst blutleer und ausgetrocknet. Den Beweis dazu liefern die zunehmenden Häufungen und das

Bekanntwerden weiblicher Sexualstörungen in Statistiken und Umfragen.

Die ehemals Gefangene mit Namen Weib heißt zwar heute Frau, aber guckt immer noch sehr verdattert aus der Wäsche.

Es ist kein Wunder, dass Frauen nicht wissen, was sexuell natürlich und gut sein soll, wenn sie gerade erst ihre Genitalien von etlichen moralischen Stricken befreien mussten. Hier pflichte ich Caitlin Moran bei, wenn sie in ihrem Buch "How to be a woman" meint, dass eine frisch Befreite nicht gleich abgehen kann wie eine wilde Vulva-Göttin mit 233 Venuslippen und einer riesengroßen Klitoris.

Wie, was, wo? Was heißt sexuell sein? Fragt sich die aus den letzten Jahren Lustverstümmelte. Darf ich nun Lust haben, einfach so, ohne Wenn und Aber, ohne Theater und ohne schlechtes Gewissen?

So gesehen ist die Frau mit ihrer weiblichen Identität, Sexualität, Kreativität und Genialität sicher noch die letzte unbekannte Spezies auf diesem Planeten und ihre Vulva wahrscheinlich der einzige Ort, an dem ein Mann noch nie gewesen ist. Erzählen Sie das mal Reinhold Messner!

Wenn Frauen sich schon selbst nicht kennen: Aussehen, Name, Geruch, Sekrete, Krankheiten, Sexualvorlieben SEI-NES Geschlechtes kennt sie wie das Amen im Gebet. Sie weiß Bescheid über SEINE Sexualität und wie sie es IHM macht, damit ER kommt. Hier benötigt sie weder Beckenbodentonus noch Vulva-Gefühl, solange ihr Slogan heißt: Penis hart, Penis rein, Penis kommt. Schon weil sie sich selbst nicht kennt, wird sie IHN doppelt so gut kennen und sich gleich doppelt so viele Gedanken um IHN und SEIN Leben machen. Manchmal verwechselt sie dann zwar seinen Penis mit ihrer Vulva, aber das kommt in den allerbesten Familien vor.

Sie bildet sich sogar ein, dank ihrer mächtigen Sexualität, diesen Mann manipulieren zu können. Sie glaubt an die

weibliche Schlafzimmer-Macht, an die kluge Männlichkeits-
falle durch wackelnde Brüste, an die Versklavung des Penis
durch ihre genialen erotischen Verbiegungen. Dennoch, und
auch noch nach zweitausend Jahren, bleibt der schaukelnde
Chefsessel zu Feierabend der einzige Schauplatz, wo sie etwas
zu sagen hat.

Wenn frau bitte nun ihre verführerischen Wimpern um 45
Grad öffnen möge, mit dem Blick dorthin, wo Tagesgeschehen
und Wirklichkeit stattfinden, wird sie sich vielleicht einge-
stehen müssen: Das Schlafzimmer-Matriarchat hat sich bis
heute nicht durchgesetzt – trotz aller schweißtreibender Schei-
denverbiegender, Geschlechtskrankheiten- und Schwanger-
schafts-in-Kauf-nehmender weiblicher Sexpraktiken am Man-
ne. Hannibal sitzt immer noch auf dem Thron und droht,
Karthago einzunehmen. Das sollte ihr zu denken geben und sie
nach besseren Strategien suchen lassen.

Am Gipfel der Macht bleibt Adam, der nicht nur regiert,
sondern auch noch lustwandelt. Das passiert zwar nicht
zusammen, aber es scheint ihm gut zu tun. ER kann genießen,
sie weniger. ER kommt, sie weniger. ER krault sich seine
Kronjuwelen, sie krault sich nicht einmal ihre Schamlippen.
Madame Sexy Vamp steht weiterhin hinter ihm, neben ihm,
schräg seitlich von ihm, bartkraulend, als sein goldigstes Dekor.

Und obwohl sie auch am nächsten Tag nichts zu sagen hat
als ein paar sexy Flüstertöne, vertrödelt sie ihre Lebenszeit im
Wettbewerb um den besten Hüftschwung und die faltenfreiste
Mimik. Sie rasiert sich, pflegt sich, schminkt sich, operiert sich,
keucht, kommt nicht, keucht trotzdem – um nichts zu erreichen.
Nichts für sich, nichts für die Frauenwelt, nichts für ein neues
Karthago. Genauso gut könnte sie sich sofort abschminken,
lockere Hosen anziehen und ihre Menstruationsflagge hissen.
Mit ihrer Frauenärztin könnte sie beim nächsten Termin im
Fremdwörterlexikon nach dem weiblichen Orgasmus fahnden,

um auf Seite dreihundertdreißig festzustellen, dass es sehr kompliziert werden könnte, den G-Punkt zu finden. Sobald weibliche Hirnwindungen beginnen, Sexualität auseinanderzulegen und zu analysieren, bleibt sowieso jegliche Erregung aus. Die "Grande Éxplosion" der Gefühle ist nicht da, und zurück bleibt eine belesene Frau, die sich die Kopfhaut kratzt, anstatt woanders zu kratzen. Orgasmus ade, die Scheide tut schon wieder weh, aus Mangel an Beweisen.

Wenigstens trainiert die neue Frau von heute deutlich häufiger ihren Beckenboden und weiß immerhin etwas über ihre Vulva, sogar ohne dieses Buch gelesen zu haben. Manche kennt sogar die sensibelste Zone der Klitoris. Wow. Ein Erfolg. Immerhin. Dennoch bleiben viele Frauen SEINEM Amen treu: Penis hart, Penis rein, Penis kommt. Sie kommt? Ja, irgendwie und irgendwann, wenn überhaupt. Ist auch egal, lass das Fragen, du nervst!

Letztens musste ich sogar in einem Fachjournal über den weiblichen Orgasmus folgendes lesen: "Frauen bewerten ihren Orgasmus anders, vielschichtiger und komplexer. Zärtlichkeit ist bei vielen Frauen sogar wichtiger als ein Orgasmus!"

Heureka, sie muss nicht mehr kommen! Es ist die süßeste aller Zärtlichkeiten, die eine Frau braucht, um nicht mehr kommen zu müssen. Verflixt und zugenäht, wofür war sie ihr Leben lang so geil darauf, wenn ein Kuss plus Schultermassage reichen können? Eine liebevolle Streicheleinheit bringen Vulva und Frau zum Glühen, juhu! Was hat sie sich nur alles auf ihren Orgasmus eingebildet: mal schräg, mal am Rücken, mal bäuchlings, mal kompliziert, mal mit pornografischer Unterstützung, mal spontan, mal einfach, mal sadistisch, mal masochistisch, mal eisprunggesteuert, mal gerubbelt, mal geschleckt, mal verliebt, mal zum Stressabbau, mal östrogenbetont, mal gestagenbetont und gelegentlich so wunderbar blutig. Alles papperlapapp! Eine Reise zu Rosamunde Pilchers Küssen reicht zum weiblichen Glück. Frauen müssen nicht mehr kommen. Glück gehabt!

Ich frage mich lieber nicht, wie es zu dieser These gekommen ist, in all den vielen Fragebögen, die Frauen ständig für irgendwelche Sexual-Studien ausfüllen mussten. Bei einem täglichen Karthago-Einfall um zehn nach zehn, darf es niemanden verwundern, wenn sie das kleinere Übel wählt, nämlich seine Zärtlichkeit.

Orgiastisches Frau-Sein ist und bleibt ein zärtliches Dilemma. Aus Mangel an Beweisen.

Irgendwie verstehe ich dann sogar die bösen Modeverirrungen mancher Mütter, die ihren Mädchen schon im Mutterleib rosarote Bärchen-Unterwäsche anziehen wollen und sofort nach der Geburt ein lila Sternchen-Jäckchen drauflegen, von den pinken Blümchen-Gummistiefeln im Kindesalter ganz zu schweigen. Ich habe mich immer gewundert, warum ein so kleiner Mensch so viel Kitsch ertragen muss, nur weil er zufällig eine Vulva zwischen den Beinen besitzt. Aber hier kommt meine persönliche These dazu: Diese Mode zeigt Mädchen schon mal, wo ihre Reise später hingehen soll: nämlich zu Rosamunde Pilcher, ins Land der Häschen und Kuschelbären, in ein Land voll sanfter Töne, in das Land des ZÄRTLICHEN ORGASMUS.

Die Busch-Frau, die weiß was sie will, weil sie weiß, was sie hat, zwischen den Beinen und überhaupt, ist OUT. Prinzessin Lillifee und Prinz Charming sind IN. Es ist schon ok, der Typ tut ihr nicht weh. Er küsst und streichelt sie nur taub und dämlich.

An diesem Punkt meldet sich die Frauenärztin mit dem Vulva-Tick zurück und behauptet entgegen sämtlicher Streichelphilosophien: Eine Frau ist wissenschaftlich gesehen KEIN Kuschelbär auf zwei Beinen. Eine Frau ist und bleibt sexuell und erregbar – beim Skat-Spielen und beim Einkaufen! Der weibliche Orgasmus geschieht möglicherweise genauso simpel wie beim Mann, nach einem klaren archaischen Ritual: Vulva erregt, Vulva feucht, Frau kommt. Ob mit oder ohne Innenstadtverkehr, ob auf einem Pferd, auf dem Stufenbarren, Rennrad, Schornstein, Eiffelturm oder unter der Freiheitsstatue. Hauptsache, LA VULVA ist erregt.

Bitte merken:
Ein Kuschelbärchen auf der Unterhose einer Vulva-Trägerin ist gerne erlaubt, aber nur vom ersten bis dritten Lebensjahr, und nur am Sonntag. Montag bis Samstag sollte das Bärchen durch echte weibliche Vorbilder ersetzt werden.

Schönheit

Alle Klischees gehören Barbie und mir. Barbie holt sich Schönheit, dann noch einmal Schönheit und zum Schluss noch etwas Schönheit aus ihrer Schublade. Ich hole mir den Rest. Barbie und ich werden uns niemals streiten. Wir streiten auch nicht um die eine Vulva, die wir gemeinsam besitzen. Barbies besitzen nämlich keine. Ich bin mir sicher, denn ich suche ihre Geschlechtsorgane noch heute. In jedem Spielzeugladen schaue ich unter ihre Röcke oder in ihre Glitzer-Jeans und hoffe auf einen anatomisch aufgeklärten Puppenmacher. Enttäuscht von dem "Da Unten"-Ergebnis frage ich mich, ob sich jemals ein Mädchen zu Tode erschrocken hat, als es eine erwachsene Puppe ohne Vulva entdeckt hat. Fragen über Fragen, während die nächsten dreihundert Millionen Barbies produziert und verkauft werden. Auch an mich, wie damals und mit acht Jahren. Selbstverständlich habe ich meine Mutter nie gefragt: "Mama, wo ist denn das liebe kleine Blümchen von Barbie?" Mama hätte sicher geantwortet: "Wie bitte? Ach Du meinst ihre …! Da ist es doch, siehst du es nicht? Es ist genau da, irgendwo da – zwischen ihren Beinen."

So sieht es aus um unser Geschlechtsteil: Es ist da, aber unsichtbar. Heute würde ich darüber so weinen wie Dornröschen über ihre erste Menstruation.

Am lautesten weine ich, wenn ich Barbies live erlebe. Auf ihren Laufstegen. Ich starre auf dünne Ärmchen und suche nach menschlichem Fleisch. Und in ihren leeren Blicken suche ich nach einem glücklichen Lebensfunken. Trotzdem bejubelt das Publikum ein paar Fetzen Stoff, die diese Barbies herumwedeln, während Fotografen wie Duracell-Männchen zwischen ihren dünnen Beinen umherhüpfen. Wie im Märchen "Des Kaisers neue Kleider", denke ich: Ein Volk bejubelt einen Kaiser für etwas, was er nicht (an)hat.

Zugegeben, Schönheit liegt in den Augen der Betrachterin und ist außerdem anerzogen. Aber seit wann sind ein trauriger Blick, fehlende Selbstliebe und ein ausgemergelter Körper ein Grund zum Jubeln?

Unglück und Schönheit passen nicht zusammen. Hungernde Frauen sind ein Unglück für unsere Gesellschaft und die bösesten Nebenwirkungen falscher Schönheitsideale. Essgestörte Teenager gibt es leider mittlerweile wie Sand am Meer. Genau das sollte uns älteren weiblichen Ausgaben dieser angeblich so intelligenten Menschheit berühren und nicht zum Applaudieren motivieren. Die fehlende Freude am weiblichen Körper ist ein Zeichen einer fehlgeleiteten Entwicklung, die am schönsten Frau-Sein vorbeizielt. Meiner Meinung nach ist es eine große Schande für eine Gesellschaft, unglückliche Frauen heranzuzüchten.

Todessehnsucht ist nicht reizvoll, ein knochiger Körper nicht sexy, selbst wenn sie noch so sexy "post". Irgendwer findet sie aber so toll. Für ein wenig gesellschaftliche Anerkennung macht ein junger Mensch alles. Auch im allerwärmsten Elternhaus kann alles schief gehen, wenn in der Gesellschaft weibliche Eiseskälte herrscht, eine Kälte, die einem Teenager keinen Anreiz gibt, zu einer menschlichen Frau zu werden.

Frauen mögen sich nämlich nicht. Frauen sind in jeder Lebenslage immer irgendwie unzureichend zufrieden mit sich und vor allem immer zu fett.

"Du bist aber dünn!", sagt Lotti zu Totti. Dieser Satz wird heute als Kompliment verstanden!

Da kann die eigene Mutter reden, was sie will, mit sechzehn glaubt eine Tochter lieber, was Plakate erzählen.

Patientin, 22 Jahre:

- *"Haben Sie Beschwerden?"*
- *"Nein."*
- *"Haben Sie einen regelmäßigen Zyklus?"*
- *"Nein."*
- *"Wann war Ihre letzte Regel?"*
- *"Vor vier Jahren. Da hatte ich sie drei Mal."*

Ich untersuche die auf fünfundvierzig Kilo abgemagerte junge Frau und finde degenerative Prozesse an Vulva und Vagina, sowie eine starke Pilzbesiedelung. Ich kontrolliere ihre Hormonwerte, die den Status einer Frau jenseits der fertilen Jahre zeigen. Ich rate der jungen Frau zu einer Psychotherapie und empfehle ihr, Östrogene einzunehmen, um wenigstens ihre Knochen vor dem frühzeitigen Knochenschwund zu schützen.

Sie sagt: "*Wenn es denn notwendig ist.*"
Und erbricht sie wieder aus.
Zwölf Monate später ist sie tot. Gestorben an einem leeren
Herzen. Sicher nicht am Knochenbruch.

Egal ob des Kaisers neue Kleider oder des Models fehlende
Vulva, niemand will die Wahrheit sehen: Die Unsicherheit, die
eine junge Frau alles machen lässt, um anderen zu gefallen. Es
beginnt mit einem falschen Körperverständnis, das irgendwann
zum Magerwahnsinn führt. Und so wird die Essstörung das
einzige, das sich in ihrem Körper "gut" anfühlt.
Wie soll sich das Frau-Sein aber jemals gut anfühlen, wenn
das andere Geschlecht allein alle Vorteile für sich vereinnahmt
hat? Die Größe, den Luxuskörper, die Kronjuwelen? Was
bringen einer werdenden Frau ihre Vulva, ihre Menstruation
und ihr weiblicher Zyklus? Wo bleiben die besten Beurtei-
lungen und Lobgesänge von uns älteren und reiferen Frauen?
Wieso kann ich nichts hören?

Das erinnert mich an die Tragödie vom "Schneewittchen".
Schneewittchen war so schön wie blablabla. Schneewittchens
Stiefmutter war die Königin. Ich gebe ihr zur Abwechslung
einen Namen: Sieglinde von Abrakadabrien. Obwohl Sieglinde die mächtigste Frau im Märchenland war, cool, elegant
und unglaublich reich, war sie ständig bemüht, die Schönste zu
sein. Sie nahm sich neben ihren Regierungsgeschäften die Zeit,
in den Spiegel zu schauen und mit diesem sogar zu sprechen.
Bald redete sie kaum noch mit dem König oder dem Volk, nein,
nur mehr mit ihrem Wandspiegel, über dieses und jenes und am
liebsten darüber, wer die Schönste im ganzen Land war. Leider
kam es noch schlimmer. Die Königin begann, sich mit einer
Sechzehnjährigen, nämlich ihrer eigenen Stieftochter mit
Namen Schneewittchen in Sachen Faltenfreiheit und

Hautelastizität zu vergleichen. Sie horchte sogar den Wandspiegel über Schneewittchens Taillengröße und Orangenhautdichte aus. Der Spiegel, der eine hundertfache Vergrößerungslinse besaß, gab alle Antworten detailgetreu wieder. Da packte Sieglinde der Irrsinn. Obwohl sie selbst keinen Nachwuchs besaß, wollte sie nun ihre eigene Stieftochter wegen ihrer Schönheit ermorden. Erst im letzten Moment kam ein Prinz vorbei und vereitelte Sieglindes Mordanschlag. Aber die wahre Tragödie ließ sich nicht verhindern. Sieglinde verfiel dem Schönheitswahnsinn und eine unreife Siebzehnjährige wurde ihre Nachfolgerin.

Für alle Optimistinnen unter Ihnen verlege ich nun das Märchen in die Neuzeit:

Die frisch gekrönte Königin des 21. Jahrtausends freut sich über ihre neue Patchwork-Familie und nimmt das Schneewittchen unter ihre Fittiche. Im Schloss führt sie ihre Stieftochter in die allerfraulichste Weiblichkeit ein und erklärt ihr, was eine Vulva ist. Schneewittchen respektiert ihre Stiefmutter, nicht nur weil sie die Königin des Landes ist, sondern, weil sie von ihr alles über die allerschönste Weiblichkeit lernen kann. Nach vielen Jahren wird das Schneewittchen, das nun endlich einen erwachsenen Namen erhalten hat, nämlich Königin Gundula von Abrakadabrien, zur Nachfolgerin gekrönt. In ihrer Regierungszeit ist sie für alle Frauen von Abrakadabrien ein wahres Vorbild. Sie ist stark und mächtig, Mutter und Königin, friedvoll und kämpferisch gleichzeitig. Ja, und schön ist sie auch, obwohl sich daran keine/r mehr in tausend Jahren erinnern wird. Wozu denn auch?

Der Schneewittchen-Schönheitswettbewerb ist leider in vollem Gange: Anti-Age-, Anti-Falten-, Anti-Stink-, Anti-Makel-, Anti-Tod-Cremes, Botox, Silikon, und Mir-geht-schon-langsam-die-Druckerschwärze-aus-Schönheits-Behandlungen sollen der Stiefmutterkönigin von heute zu neuem Glanz verhelfen. Und wenn das nicht hilft, jammert die Stiefmutterkönigin den ganzen Tag ihren Spiegel an. In einer Pause klagt sie mit anderen Stiefmüttern über ihre Oberschenkel und nachts weint sie vor ihrem König, dass sie immer hässlicher wird, während sie jeden Tag und jede Stunde mit schwefeligem Rauch ihre Stieftochter um ihre Faltenfreiheit beneidet. Und als wäre das nicht genug, wird das Schneewittchen vom ständigen Klagelied aller Frauen am Hofe völlig blöd im Kopf, sodass sie ab Mitte dreißig genauso oberflächlich ist wie ihre Stiefmutter. Die Tragödie Schneewittchens hat von neuem begonnen.

Wann wird die Blume einer Frau endlich ihre Vulva sein und nicht ihr verblümter Wandspiegel?

Wann erkennen Frauen, dass der eigene Spiegel nur verunsichert, je länger sie hineinschauen? Schneewittchen als Königin? Wer will das wirklich?

Schneewittchen sollte lieber erstmal zur Uni gehen und einen neuen Namen finden.

Bitte merken:
Schönheit ist sicher eher etwas für Männer. Frauen werden davon nämlich zu sehr von ihren eigentlichen Plänen abgelenkt.

Böse Hexen ade

Frauen, Frauen, Frauen. Viel wurde über sie gesungen, gedichtet und erzählt in Legenden, in Geschichten und im Märchen. Viel Wahres, aber auch ganz schön viel Gemeines.

Die Hexe von Hänsel und Gretel, die böse Fee vom Dornröschen und die Stiefmutter von Schneewittchen sind meiner Meinung nach in den Märchen die einzigen Frauen mit einem starken weiblichen Charakter, der leider nicht wirklich positiv zum Ausdruck kommt.

Und sie sind auch meine gefürchtetsten Patientinnen: Sie besitzen eine Vulva, die sie nicht anfassen wollen, sexuelle Reife, die sie nicht ausleben, und eine Lebenserfahrung, für die sie keine Anerkennung erhalten. Nämlich von niemand geringerem, als von sich selbst, ihrem eigenen verzerrten Spiegelbild, das ständig jammernd sie bei schlechter Laune hält. Also zieht die böse Stiefmutter Kreis um Kreis in ihrem Schloss herum, beneidet und lästert, lästert und beneidet, anstatt endlich damit zu beginnen, sich und ihre Töchter wach zu küssen.

Frauen geben ihren Frust nicht zu, aber gerne weiter – an ihre Tochter, ihre Kollegin, ihre Mutter, Tante und – immer wieder gerne gesehen – an die arme, arme Schwiegertochter. Die Märchenwelt hält uns einen abscheulichen Spiegel vor. Selbsternannte tadellose Frauen – also perfekte Mütter und gute Feen – kämpfen über dem Kopf eines jungen Neutrums, das sicher niemals eine selbstständige Frau werden sollte, gegen böse Hexen und noch bösere Feen.

Märchen entstammen – und das vergessen wir gerne – einer alten Zeit, in der ein paar wenige Männer über so ziemlich alle Frauen herrschten.

Weswegen lesen wir sie also noch?

Antwort A: Weil Märchen so schön schaurig sind. Brrrrrrrr!

Antwort B: Weil immer das Gute gewinnt. Das glauben wir jedenfalls.

Antwort C: Weil sie zu unserem Kulturerbe gehören. Schnarch.

Oder vielleicht, weil wir bis heute nicht herausgefunden haben, wer eigentlich die wahren Hexen in den Geschichten sind?

Hexen haben bis in die heutige Zeit überlebt. Hexen wird es wohl immer geben. Liebe Hexenjäger, schaut nur in irgendein x-beliebiges Kinderbuchgeschäft, und ihr könnt sehen, wie sie munter von den Regalen lachen. Hexen sind heute keine knorrigen Hintergrundgestalten mehr mit Ausbuh-Garantie nach dem ersten Akt, nein, sie sind mittlerweile die coolsten Bräute unserer Nation. Sie reiten auf düsenbetriebenen Superbesen und dürfen so viel zaubern, bis ihre Vulva brennt. Schon in den Büchern für unsere Kleinsten treten Hexen als lustige Vorbild-Frauen auf – ob Hexe Lilly, die kleine Hexe oder sonst wie Hexe Mariella, Arabella oder Ludmilla.

Ich staune schon sehr und frage mich: Warum müssen eigentlich die coolsten Frauen unserer Zeit heute HEXEN heißen? Gehören Hexen nicht etwa zu diesem abscheulichen und altmodischen Namensgut mit Assoziationen zu brennenden Öfen, Kinderfressereien und Scheiterhaufen? Warum heißt eine abenteuerlustige, freiheitsliebende und zauberhafte Frau heute Hexe Lilly? Müssen Hexen wirklich noch sein? Haben wir zündelnden Nachholbedarf aus unserer weiblich-grausamen Vergangenheit? Eine Führung durch die alten Burgen müsste doch reichen, um beim Wort "Hexen" das Gruseln oder zumindest vaginale Verspannungen zu bekommen.

Scheide, Hexe, Schamlippe, Scham, all dieser Wortschatz ist mir ein Gram. Mit diesem alten Zement baut man keine neue Welt auf, und schon gar keine weibliche. Von Feminismus fehlt vor allem dann jegliche Spur, wenn Altes nur immer wieder neu verpackt wird.

Liebe Kolleginnen von der ehrwürdigen Traditionssicherung, ich bitte Euch, alles an überflüssigem Kulturgut, das NIX mehr taugt, auszusortieren. Kultur kann auch einfach nur sauschlecht sein, vor allem dann, wenn frau bis zum Knöchel drin steckt und nicht weiterkommt. Der Begriff "Hexe" ist wie der Begriff der "weiblichen Scham" ein ausgestorbener Dinosaurier, der nicht mehr reanimiert werden muss. Aus, Punkt und lange vorbei, weil nicht mehr lebendig und schon überhaupt nicht lustig. Knochen und Hexenbesen können im Museum gerne bestaunt werden. Hexen als Vorbilder von kleinen unschuldigen Mädels, nein danke! Da ist die Superwoman-of-the-World schon besser, die hat wenigstens noch nie irgendwo gebrannt.

In der Schule lernt ein Mädchen sowieso die brutale Wahrheit kennen. Alles Wahre über den Begriff der Hexe, alles Wahre über das Loch, das sie Scheide nennt, alles Wahre über die Menstruation, mit der sie leben muss, auch wenn sie keine Lust dazu hat. Sie lernt, dass die Hexe, mit der sie sich seit ihrem fünften Lebensjahr identifiziert hat, früher verfolgt, gefoltert und verbrannt worden ist. Sie lernt, dass Hexen als besessen vom Satan galten und deswegen ermordet wurden. Sie lernt von einer frauenverachtenden Vergangenheit, die abertausende kluge Frauen misshandelt und als Hexen beschimpft hat.

Vielleicht fühlt sich Hexe Lilly dann nicht mehr so wohl in ihrer Haut. Auf dem Namen HEXE klebt jedenfalls kein gutes Blut, und es ist sicher kein stolzes Menstruationsblut. Gerade weil es heute endlich mehr zauberhafte und starke Frauen geben muss, die unsere Welt bereichern, verdammt und zugeknöpft, warum heißen sie dann immer noch Hexen?

Und schon wieder bitte ich alle Damen von der gründlichen Traditionsprüfstelle, Begriffe, die einer stolzen Weiblichkeit im Wege stehen, zu verbrennen. Unser weiblicher Keller wäre dann zur Hälfte ausgemistet, vielen Dank!

Fauler Zauber, Hexengift und Krötenrauch sind das Resultat einer gefrusteten Frau, die alles andere möchte, als ihre Geschlechtsgenossinnen in ihrem Frau-Sein zu bestärken. Die Gedanken einer solchen weiblichen Katastrophe sammeln sich in grün-schwarzen Wolken über allen ahnungslosen Frauenköpfen zusammen, türmen sich auf, werden größer und größer, bis es blitzt und funkt. Hexen fehlt nämlich der Mut zum ehrlichen und offenen Kampf. Hexen sind keine Amazonen. Hexen hexen nur. Dann regnet es sauren Regen aus eifersüchtigen, neidischen und zornigen Gefühlen, der andere Frauen giftgrün überzieht. Hexen hexen und reden zu viel. Sie schmieden bittere Pläne, intrigieren, machen schlecht und lächeln noch dazu. Sie trinken Darjeeling und schwatzen über dies und jenes, aber sicher niemals über ihre ehrlichen Absichten. Und dann, ganz leise und unbemerkt, zerstören sie die eine oder andere Hoffnung in ihren Tupperware-Partys, ein paar schwankende Selbstwertgefühle in ihren Lesezirkeln und immer wieder gerne die ganze Wahrheit in jedem ach-so-beliebten Elternsprechtag.

Hexen wird es möglicherweise immer geben. Sie hexen sich rechtzeitig weg, schlängeln sich um die Mächtigen, blicken hübsch, wackeln mit dem Po und klimpern mit den Augen. Und wofür die ganze Hexerei? Nur weil sie Angst haben, ihren guten Ruf, den sie nicht verdient haben, zu verlieren.

Klar können Männer das auch: Hexer sein, böse schwatzen, verleugnen, verleumden und vernichten. Aber die meisten von ihnen haben zu wenig Zeit dafür, weil sie sich selbstverwirklichen. Aus diesem Grund empfehle ich die weibliche Selbstverwirklichung auch als geeignete Prophylaxe gegen faulen Hexenzauber. Gebt den Mädchen einfach ihren weiblichen Stolz zurück, damit sie später einer Hexe nicht in die Falle gehen oder selbst zu einer werden.

Hexen haben nämlich keine Buckel oder Warzen. Sie sind schwer von einer echten Frau zu unterscheiden. Ich kann diesbezüglich nur folgende Tipps weitergeben. Meine persönliche Hexenalarmwarnblinkanlage leuchtet immer dann auf, wenn eine Frau

1) keine Freude hat, aber immer Recht,
2) keine Lust besitzt, aber tausend Meinungen,
3) keine Hingabe zeigt, aber alles richtig macht,
4) für ihre Lieben,
5) für ihre Schwiegermutter,
6) für ihren Hund,
7) aber nicht für sich oder sicher nicht für ihr Frau-Sein (und die Vulva gehört schon wieder dazu), die außerdem
8) ständig über andere Frauen lästert, obwohl
9) ihr eigener Ehemann so mit ihr redet: "Sieglinde, lass das Klagen, geh lieber zum Schönheitschirurgen, denn Du wirst nicht jünger! Wir Männer haben es da einfacher, ha, ha, wir werden im Alter nämlich interessanter! Da kann es schon passieren, dass ich mich neu verlieben muss, ich armer Mann!"

Meine liebe Sieglinde-Hexe, sieh es endlich ein, Deine Anerkennung ist vergeben – an den Männerkult, den Jugendkult, den Schönheitskult. An das faltenfreie und männerfantasierende Schneewittchen. An eine Hexenproduktionsfirma mit Namen „Loving young Beauty".

Die weibliche Hexenmafia unserer Welt ist gut organisiert – in Spiegeln, Plakaten, Filmen, Werbeblöcken und Modewelten. Hexen sind immer auf Achse und immer ultra-leicht-und-wichtig. Nur leider nicht für uns Frauen.

Daher liebe Mädchen, lasst Euch zur Abwechslung einmal nicht verhexen und werdet etwas Neues, zum Beispiel eine Sonnenkönigin, Jupiterspionin oder Kristallzauberin! Vertraut den Richtigen!

Hexen, Vampire und Werwölfe gehören NICHT zu den Richtigen, auch wenn sie noch so cool geschminkt sind!

Zur Ablenkung eines faulen Hexenzaubers helfen also nur zwei Dinge:

1) Kritisch bleiben gegenüber allem, was andere als super-weiblich und cool bezeichnen.

2) Gleich nach der Geburt damit beginnen, sich selbst zu mögen, mit allem, was am Frau-Sein dranhängt, raustropft, rausschlüpft und sich zyklisch verändert, damit keine Hexe mehr eine schwache Stelle finden kann, in die sie Minderwertigkeitskomplexe hineinhext.

Diese Welt, die auch unsere ist, darf gerne wieder hell und vielfältig weiblich sein – ohne eine grimmige Weiblichkeit, die andere nur verhexen will, anstatt endlich auf einem Besen davon zu reiten.

Bitte merken:
Hexen erkennt man daran, dass sie ihre Vulva nicht mögen und viel Gift versprühen, also Abstand halten!

Menstruation heute

Als Mädchen hüpfte Rita mal einbeinig, mal zweibeinig durch die Welt und durfte gerne frech sein. Dann nannte man sie eine kleine Zicke, aber das war ihr egal. Sie sprang in den Garten, rund ums Haus, über die Straße und fing eines Tages an, zu bluten.

"Das macht doch nix, liebe kleine Rita, du hast ja mich, deine emanzipierte Mutter, die dir auf moderne Art und Weise alles erklären kann. Also Rita, für eine Frau ist das Bluten ganz normal. Die Menstruation ist ein gaaaanz normales biologisches Ereignis, das dir zeigt, dass du jetzt auch Babys kriegen kannst – was wir beide selbstverständlich noch nicht wollen, oder?! Hier hast du ein paar Binden und einen Mini-Tampon! Und wenn du Fragen hast, kannst du immer zu mir kommen.", so sprach die aufgeklärte Mutter der Neuzeit und verschwand.

Rita findet es anfangs überhaupt nicht normal, jeden Monat ihr blutverschmiertes "Scheiden-da-unten-Ding" sauber zu waschen und die viel zu dicken Tampons in ihre Vagina zu stopfen. Dazu kommen die komischen Blicke der Leute, die sicher immer etwas ahnen und die verwirrenden Gefühle, die sie sich selbst nicht eingesteht. Aber Rita reißt sich zusammen. Sie will ja so cool wie ihre Mutter sein. Also wird sie mit ihren Blutungen zurechtkommen, sie wird sie gefälligst normal finden, und wenn nicht, kann sie immer noch die Pille nehmen, wie ihre Mutter. Dann ist das mühselige Frau-Sein hormonell wegreguliert.

Rita hat nicht mehr viel darüber gesprochen – über dieses blöde weibliche Bluten. Es ist ja alles gesagt worden – von ihrer Biologielehrerin, ihrer Mutter, ihrer Freundin. Die

Regelblutung einer Frau ist etwas gaaaaanz normales, so normal, und normal, wie normal nur sein kann.

Aber abends schreibt Rita in ihr Tagebuch mit Namen Bella:

Hi Bella,
ich bin heute vierzehn und drei Viertel, und es ist passiert. Du weißt schon was!
Ruth hat ihre Tage seit drei Jahren. Nadine seit zwei. Bei Marie weiß ich es nicht so genau. Die will nichts verraten. Ruth redet oft darüber, über ihre Krämpfe. Nadine rennt einmal im Monat mindestens zehn Mal aufs Klo. Zwölf Mal heute, ich hab genau mitgezählt. Ich glaube, sie hat Angst, dass jemand was sieht. Bei Mama weiß man es immer. Sie holt sich drei Packungen Tampons und schimpft laut auf die Welt und ihre Frauenärztin. Das Schimpfen muss wohl in der Familie liegen. Tante Amalia schimpft sogar, wenn sie nicht blutet. Oma Gertrud schimpft am liebsten über das Leben. Sie behauptet, dass ein Frauenleben ein einziges Jammertal ist. Zuerst kommen die Blutungen, dann der Sex, dann die Geburten, die Kinder, die Kriege und schließlich die Hitzewallungen.
Frau Knichelmann (Anmerkung von der Autorin: Ritas Biolehrerin) sagt, dass die Monatsblutungen deshalb entstehen, weil eine Eizelle nicht befruchtet worden ist. Also ein Versagerblut. Sicherheitshalber war ich heute bei Mamas Frauenärztin, um mich zu informieren. Leider wurde ich dort nur über Verhütungsmittel informiert. Also ein gefährliches Blut. Trotzdem soll ich mir keine Sorgen machen, die Monatsblutungen sind natürlich. Also doch ein Naturblut. Falls ich damit Probleme haben sollte, kann ich wieder vorbeischauen. Also ein problematisches Naturblut.
Gestern hat unser Religionslehrer über die Erbsünde der Frau erzählt. Also ein Bestrafungsblut! Mama sagt, dass sie das

nicht glauben kann. Sie glaubt nicht an die Sünde. Nur an die Natur der Dinge, also an das Naturblut. Außerdem hat die Natur Mann und Frau unterschiedlich erschaffen. Also ein Unterscheidungsblut.

Jetzt kann ich es mir aussuchen, was ich dann sein will, wenn ich blute: Jammertal oder Versagerin, schmutzige oder Problembluterin, Naturbluterin, Sünderin oder einfach nur kein Mann.

Für heute nehme ich das Naturblut und sage: Gute Nacht!

Drei Monate vergehen und die vierzehnjährige Rita hat seit ihrer ersten Menstruation folgende Punkte über das Frau-Sein gelernt:

- Die Menstruation ist ein ganz normales Übel.
- Was zwischen den Beinen einer Frau heraustropft, sollte hygienisch versorgt werden.
- Wenn Frauen launisch sind, nennt man das dann auch ihre Hormone oder den weiblichen Zyklus.
- Frauen können schwanger werden. Das ist ein Bonus, aber jetzt ein Fluch.
- Für diesen Bonus oder Fluch blutet eine Frau fünfhundert Mal in ihrem Leben.
- Frauen können trotzdem alles werden.
- Nur nicht alt und hässlich.

Schon in einem sehr jungen Alter beginnt Ritas Frustkreislauf, nur nicht ihr weiblicher Zyklus.

Rita lernt, über ihre Blutungen hinwegzusehen und sie tapfer durchzuhalten. Zu lange haben Frauen keine Liebe zu ihrer unteren Körperhälfte, die einmal im Monat zeigt, was eine typische weiblich Sache ist: Frau wird so richtig blutig!

Wie soll so eine rot-braun-violette Sauce in eine saubere Schneewittchen-Welt passen, die nur den Lippen einer Frau gestattet, rot zu sein wie das menschliche Blut?

Rita wird sich bemühen, so wie die Frauen vor ihr, neben ihr und nach ihr, alles gegen ihre weibliche Natur zu unternehmen. Und leider viel zu viel. Zu viel schlechte Meinung, zu viel enger Hosenbund, zu viel Hygiene, zu viele Hormone gegen ein lockeres Frau-Sein.

Patientin, 14 Jahre:

- *"Seit wann hast Du die Regel?"*
- *"Keine Ahnung. Vielleicht seit zwei Jahren?"*
- *"Und wie geht es Dir damit?"*
- *"Weiß nicht ... normal?"*

Normal. Normal. Normal! Was zur Donner-Wetter-Göttin ist schon NORMAL an so einer Menstruation? Sie ist von mir aus natürlich, weil unglaublich weiblich. Aber normal?

Normal ist, wenn die Socken nach drei Tagen stinken. Normal ist das tägliche Chaos im Kinderzimmer. Normal ist sogar, wenn dir ab und zu Taubenkacke auf den Kopf fällt.

Aber was ist daran normal, wenn eine junge Frau in den ersten Jahren ihr eigenes Blut in der Unterhose sieht? Ich rede von Blut, dem roten Saft des Lebens. Ich rede vom Saft, nach dem sich alle Vampire dieser Welt verzehren, von echtem Blut auf weißer Unterhose, von Blut, das unser Herz pulsieren lässt.

Eine Frau blutet einmal im Monat, ohne dass ihr jemand in den Bauch gestochen hat, sie gestürzt oder hingefallen ist. Sie blutet wie von Geisterhand und ihre Vulva verfärbt sich dabei rot. Das muss eine junge Frau erst einmal verdauen lernen.

In Wahrheit ist für jede Frau die Menstruation niemals normal, auch wenn sie das noch so belanglos hinstellt. Und siehe da, nach zwei, drei weiteren Fragen sagt meine Patientin: *"Ich hasse diesen Mist wie die Pest. Ich finde es einfach nur blöd und mühsam, und dann habe ich immer diese verdammten Bauchschmerzen. Meine Mutter sagt, das war auch bei ihr nicht anders."*

Immerhin hat sie zu ihrem sehr persönlichen blutigen Thema ein Gefühl geäußert, wenn auch ein schlechtes. Sie hasst es, sie krümmt sich, verbiegt sich, kotzt vielleicht sogar. Ihrer Mutter erging es genauso, und bei Großtante Grete war es ganz ähnlich, obwohl sie nichts gesagt hat. Heute reden Frauen darüber – immerhin. Sie jammern, sie fluchen, sie ärgern sich über ihre Blutungen, und das ist doch immerhin ein echter Menstruationskonversationsbeginn, ein Hoffnungsschimmer in Richtung eines weiblich-blutigen Austausches!

Wie Sie erkennen können, bin ich eine absolute Frauenentwicklungsoptimistin. Es gibt nämlich auch die anderen, die nix dazu sagen.

Patientin, 43 Jahre, der ich gerade Blut aus dem Arm abnehme:

- *"Frau Doktor, machen Sie schnell, ich kann kein Blut sehen!"*

Ich suche nach weiblichen Sekundärmerkmalen und frage vorsichtig:
- *"Eine Frage: Und was ist mit Ihrer Menstruation, können Sie die auch nicht sehen?"*
- *"Ach, das ist etwas ganz anderes!"*

Habe ich schon wieder irgendetwas Neuweibliches verpasst? Kommt es bei manchen Frauen blau aus der Scheide? Ist die Menstruation gar nicht blutig, sondern blumig? Bluten manche Frauen seit der letzten Pilleneinnahme Veilchenblüten, die süßlich durch die Vagina rieseln, so wie weißer Schnee zu Weihnachten?

Wahrscheinlich vertuscht diese Frau ihre Menstruation genauso elegant, wie sie jeden Dienstag geschäumte Tomatensuppe isst. Mit weiblicher Super-Raffinesse fängt sie jeden einzelnen Blutstropfen bereits innerhalb ihres Körpers auf, wechselt daraufhin mit geschlossenen Augen ihren Maxi-Tampon und legt sofort eine duftende Slip-Einlage auf ihren strahlendweißen Tanga. Sie ahnt zwar, dass es existieren könnte, dieses altmodische Frauenbluten, aber sie ist zu modern geworden. Die moderne Frau ist über ihre Natur hinweg. Also muss sie auch nicht darüber reden. Das leuchtet ein.

Kürzlich durfte ich einen Satz in einem gynäkologischen, schulmedizinischen Journal lesen, der den Ausweg aus dem blutigen Dilemma klar formulierte:

"Die Menstruation der Frau ist rein medizinisch gesehen nicht mehr notwendig."

Juhu, endlich! Frauen müssen nicht mehr bluten! Aus, vorbei und Schluss damit!

Also treffe ich all meine blutigen Damen am Sonntag zum Vulva-Gespräch, damit wir uns aufs Neue fragen dürfen, warum Frauen unten herum noch bluten sollten:

Antwort A) Weil eine Frau niemals zu modern sein sollte für ihre beste Natur?

Antwort B) Weil eine Frau niemals nur weiße Unterhosen tragen sollte?

Antwort C) Weil die liebe Schulmedizin, mit ihrer messbaren männlichen Übermacht im Forschungsbereich einfach den Mund halten sollte, wenn sie keine wirklich gute Antwort auf das Allerweiblichste hat?

Eine mögliche sinnvolle Antwort auf das monatliche Blutkonzert findet frau vielleicht im Märchen "Dornröschen". Dieses Mal erspare ich meiner Leserin die alte Fassung und schlage sofort eine Neue vor. Ich gebe meiner Geschichte den äußerst brisanten Titel: "Dornröschen muss sterben! Wie lange dauert das eigentlich noch?"

Ich erzähle von einem vergessenen, aber fröhlichen Reich, in dem Bäume über Regenbögen spazieren konnten, und die buntesten Schnecken durch die Gegend rasten. Hier begab es sich, dass eine Königin und ihr König den Wunsch hegten, ein Kind zu bekommen. Doch ihr Kinderwunsch blieb lange unerfüllt. Nach einiger Zeit entschied sich die Königin zur Heiligen Frau am Berg, einer bekannten Kinderwunsch-expertin und Frauenärztin, zu pilgern. Die weise Frau untersuchte ihre Königin und empfahl: *"Liebe Majestät, Ihr seid gesund, aber Ihr denkt zu viel nach. Ihr solltet mehr mit Euch selbst spielen, damit Eure fruchtbaren Säfte wieder fließen können."*

Gesagt und getan: Neun Monate später gebar die Königin eine Thronfolgerin. Aber bis das Mädchen zur Frau werden sollte, bekam es den kindlichen Namen Dornröschen. Nach altem Brauch gab es ein großes Geburtstagsfest für Dornröschen, zu dem alle Prominenten und die dreizehn weisesten Frauen eingeladen wurden. Der König aber, der schon immer den Ratschlägen der dreizehnten weisen Frau am Berg misstraute, zerriss ihre Einladungskarte.

Nachdem auf dem Fest die Gäste gespeist hatten, standen zwölf weise Frauen auf und gaben ihre Wünsche an das Dornröschen weiter. Es waren nicht wenige Tugenden, die sie der Prinzessin wünschten: Freude, Edelmut, Schönheit, Milde,

Demut, Züchtigkeit und Herzensgüte sollten sie ein Leben lang begleiten. Der König war damit zufrieden, die Königin aber bedauerte die Abwesenheit der Heiligen Frau am Berg.

Doch dann ganz plötzlich, noch während die letzten Wünsche ausgesprochen wurden, betrat die Ungeladene den Festsaal. Ihre schwarzen Locken wirbelten durch die Luft und mit funkelnden Augen donnerte sie in die Festgesellschaft: *"Eure fehlende Ehrerbietung kann ich ja noch verzeihen, aber nicht die hohlen Wünsche, die ihr der wichtigsten Frau unserer Zukunft zukommen lasst. Was nützen ihr Schönheit oder Züchtigkeit, um ein Land zu regieren? Stark muss sie sein und mutig! Am fünfzehnten Geburtstag soll das Kind in ihr sterben. Und ich werde da sein, um sie durch die Unterwelt zu leiten."*

Sie wirbelte herum und verwandelte sich in einen Raben, der zornig krächzend aus dem Fenster flog.

Schockiert über so viel weibliche Aggression rief der König die Heilige Frau zur Staatsfeindin aus. Er ließ eine Mauer um den Berg der weisen Frau errichten und verkündete für alle Frauen des Reiches: *"Ab sofort dürft ihr nur schön sein!"*

Die Königin schwieg und gab ihre Macht ab. Sie zog sich zurück in den höchsten Turm des Schlosses, wo sie den Rest ihres Lebens am Spinnrad drehte.

Der Tag kam, an dem Dornröschen fünfzehn Jahre alt wurde und zum ersten Mal menstruierte. Seit es klein war, war es geschmückt und verhätschelt worden. Ihre Vorbilder waren die zwölf weisen Frauen, die sich im Dienste des Königs als Hofdamen um das Dornröschen kümmerten. Sie lehrten die Prinzessin zu singen, zu tanzen und das perfekte Make-up aufzulegen. An Dornröschens fünfzehntem Geburtstag zählte es in seinem Gemach fünfzehn Kleider, vierzehn Kronen, dreizehn Barbies, zwölf Schminkköfferchen, elf Walt Disney Filme, zehn Puppenhäuser, neun Kämme, acht Schwämme, sieben Bücher über eingesperrte Prinzessinnen, sechs Puppen, fünf

Schnuller (einen hatte sie verloren), vier Poster von tapferen Prinzen, drei Goldbälle, zwei Spinnräder …

Und da findet das Dornröschen plötzlich eine Notiz unter ihrem Kopfpolster: *"Dornröschen, komm bitte schnell in den hohen Schlossturm!"* Dort erwartete die Mutter ihre Tochter. Im kalten Turmgemäuer entfachte die Königin das Feuer für das traditionelle Sterberitual: Dornröschen sollte zur Frau werden! Stolz hielt die Königin die aufgefangenen ersten Blutstropfen ihrer Tochter in den Himmel und sang langsame, uralte Verse, die über die weibliche Kraft des Landes erzählten. Um den Turm scharten sich Hunderte von Krähen. Blitze fielen zu Boden. Und das Dornröschen ließ vor Schreck ihre Barbiepuppe fallen. Gerade in dem Moment, als der zyklische Rhythmus der Natur auf das Mädchen übergehen sollte, stürmten die zwölf kreischenden Hofdamen das Turmgemach und unterbrachen so das Ritual. Die Königin wurde des Landes verbannt und Dornröschen musste fortan ein Dornröschen bleiben: kindlich, sanft, anmutig und tugendhaft. Keine Frau im Land empfing mehr irgendein weibliches Ritual, und so passierte es, dass die Frauen vergaßen, warum sie bluteten. Sie begannen sogar, sich ihres eigenen Blutes zu schämen. Ob pausbäckiges Mädchen oder knochige Alte, sie alle wollten ab diesem Zeitpunkt nur mehr sein wie ein Dornröschen.

Schon bald gab es im ganzen Land keine richtige Frau mehr. Zum Trotz blieben alle Bäume stehen, die Schnecken krochen nur mehr langsam umher, und die Vögel sangen immer wieder die gleichen Lieder. Eine dicke Rosenhecke wuchs über die Mauer, die den heiligen Berg umschloss. Kein Mädchen versuchte mehr, zur Heiligen Frau am Berg zu gelangen – zu groß war die Angst vor Stacheln und hässlichen Narben. Ganz oben aber, auf der Spitze des Berges, wartete die Heilige Frau auf ihren Moment und schlief nicht ein.

Hundert Jahre später, in einem anderen Land, lebte ein aufgeweckter Königssohn, der mit Tieren sprechen konnte. Ein Rabe hatte ihm erzählt, dass es eine Prinzessin in einem fernen Reich geben sollte, die seit hundert Jahren nicht altern konnte. Der Prinz konnte das einfach nicht fassen und brach sofort auf, um die arme Prinzessin von ihrem bösen Zauber zu erlösen. Wie der Wind ritt er zehn Tage über zehn Berge und stand plötzlich vor der wild bewachsenen Mauer am Heiligen Berg. Mutig schlug er mit dem Schwert auf die Dornenhecke ein, schaffte es hindurch und kletterte auf die Mauer. Von dort blickte er über das ganze Reich. Hinter ihm lag der Heilige Berg mit einer einsamen Hütte auf seiner Spitze, still und abgeschieden. Doch rund um den Berg rasten Autos herum und Flugzeuge wirbelten durch die Luft. Die Menschen dieses Reiches liefen ernst und fast teilnahmslos über vielbefahrene Straßen. Alle Frauen des Landes waren schön und irgendwie doch nicht. Sie glichen den Werbepostern über ihnen, die ein hübsches Mädchen zeigten: Prinzessin Dornröschen.

Es war viel schlimmer, als der Prinz befürchtet hatte. Nicht nur die Prinzessin, ALLE Frauen des Landes konnten nicht altern. Am liebsten wäre er sofort zurück geritten in sein lebendiges und wild pulsierendes Mutterland, doch eine innere Stimme riet ihm, zu bleiben. An einem Vollmondtag schließlich begegnete der Königssohn Dornröschen, dessen wacher Blick nach Veränderung schrie. Da er wenig über die Einweihungsrituale junger Frauen wusste, suchte er nach einer reiferen Alten. Doch er fand keine, da alle Frauen geliftet waren. Da fiel ihm die einsame Hütte auf der Bergspitze ein.

Voll Hoffnung und mit seinem Dornröschen an der Hand kletterte der Prinz auf den Heiligen Berg. Dort erwartete sie die Heilige Frau bereits, legte ihre alte knittrige Hand in seine und nahm mit der anderen Hand das Dornröschen zu sich. Und nach langer, langer, langer Zeit passierte endlich wieder etwas

Wunderbares: Dornröschen erwachte zur Frau! Und mit ihr alle Frauen des Landes. Ach ja, die Schnecken rasten bald wieder von Ort zu Ort, und die Bäume spazierten endlich wieder über ihre Regenbögen.

Zurück zu der vierzehnjährigen Rita. Ihren Unterleib gibt Rita bei der Frauenärztin ab, um ihn danach sofort wieder zu vergessen – mitsamt der Frauenärztin, wie hieß sie nochmal?

Der weibliche Zyklus bleibt wie die Vulva ein weibliches Fremdwort, obwohl Rita am Anfang noch staunen wollte. Bald, ja, bald wird sie ihre Faszination an eine raue, weibliche Wirklichkeit abgeben:

"Es muss sein", sagt die Mutter. "Es ist eine verlorene Eizelle", sagt die Biologielehrerin. "Es ist überhaupt nichts Krankhaftes", sagt die Ärztin. "Es ist gar nicht cool", sagt Ritas Freundin. "Es passt sowieso nicht zu Germany`s Next Topmodel", sagt unsere Gesellschaft. "Und es fehlt noch immer jegliche Spur zum Frau-Sein", meldet noch Miss Marple.

Im schlimmsten Fall sucht Rita weibliche Annahme in ihrer Äußerlichkeit. Dann verwandelt sie sich in ein dünnes Püppchen ohne Blümchen. Dann wird es still um die wilde Superzicke. Rita wird vernünftig, angepasst und essgestört sein. Sie wird nicht mehr negativ auffallen, im Gegenteil: Sie ist das Dornröschen, das wir lieben. Es ist brav, schön, hat die besten Noten, spielt Klavier und ist Papas Liebling.

Wir müssen heute nicht viel über das Frau-Werden reden. Die Gesellschaft tut es täglich und rund um die Uhr zur Genüge. Sie redet über Sex, Sex und die Sexgefahr. Demnach benötigt eine Tochter heute folgende Dinge, um eine Frau zu werden:

- eine Pille
- 333 Kondome und
- ein Pfefferspray.

Der Zyklus, die Vulva, das weibliche Körperverständnis bleiben für Rita Fremdwörter. Aber wenigstens darf sie vögeln, und zwar sicher angeschnallt und verhütet – auch wenn sie es noch nicht will, ihr Zyklus noch unreif, ihre Blutungen noch unregelmäßig, ihre Vagina noch eng ist, so sollte sie es gefälligst wollen, wenn sie erwachsen werden will. Denn die Freundin tut es, der Freund will es, die Eltern befürchten es, der Frauenarzt berät sie, und alle weiblichen halbnackten Super-Idole scheinen es auf jedem Poster unbedingt zu brauchen.

Weiblich sein heißt geil sein. So wird das heutige weibliche Einweihungsritual vollzogen.

Der weibliche Zyklus morgen

Gibt es eine Alternative? Gibt es irgendjemanden da draußen, der Rita eine vernünftige Zykluseinweisung erteilt, ihr das Weibliche schmackhaft macht und sie ihrem Körper näher bringt? Ein einziges weibliches Vorbild, das gerne Frau ist – ohne Wenn und Aber, ohne Zickenkriege, Schuld- und Selbstkomplexe? Gibt es ein stolzes Erdenweibchen in ihrer Umgebung?

Blicken wir in die Familie: Oma Gertrud ist erleichtert, dass der weibliche Wahnsinn (und damit meint sie ihre herrliche Menstruation) nach fünfundfünfzig Jahren endlich vorbei ist. Mama hasst ihre Periode, seit sie überhaupt eine hat. Ritas Freundin findet ihre Tage ätzend, grausam und einfach doof. Ritas Tante ist froh, dass sie die ganze Gebärmutter los ist. Die

Biologielehrerin spricht über den Zyklus, als handle es sich um ein physikalisches Ereignis hinter dem Jupitermond. Und Ritas Frauenärztin erklärt ihr lieber etwas über weibliche Hygiene-Maßnahmen als über weibliche Freudentänze. Bleibt nur eine einzige weibliche Hoffnung: OMA WOLLY, die früher Waltraud hieß und sich seit ihrer ersten Periode Wolly nennt. Während sie Rita ein Glas Sekt-Orange zubereitet, um mit ihr auf den ersten weiblichen Blutstropfen anzustoßen, erzählt sie Rita eine andere Geschichte über den Zyklus der Frau:

"Liebe Rita,

heute stoßen wir darauf an, dass du eine Frau wirst! Deine besondere Blutung zeigt dir jetzt monatlich, dass du dich in einem Zyklus befindest, in dem sich vier verschiedene Hormonphasen miteinander abwechseln. Du segelst jetzt auf einer Welle, die dich zu neuen Horizonten bringen kann. Jede Blutungsphase ist dein persönlicher Abschlussapplaus auf ein großes Hormonkonzert in deinem Körper, an dem Gehirn, Eierstöcke, Gebärmutter, Seele, Geist und Herz beteiligt sind. Dieses Konzert spielt aber nur seine beste Melodie, wenn dein Körper gesund und fit ist.

Der Zyklus ist jetzt dein bester Freund. Er begleitet dich durch deine nächste Lebensphase und zeigt dir schnell, wenn etwas nicht rund läuft. Achte auf deine Blutung und du weißt, wie es dir geht!

Nun zu den Zyklusphasen: In einem Monat wechseln sich vier verschiedene Hormonphasen ab. Das heißt, es wird nie langweilig als Frau. Zum besseren Verständnis vergleiche ich diese Phasen mit den vier Jahreszeiten.

1) Die Menstruationsphase ist dein persönlicher Winter. Die Hormone fallen ab. Das Wellental ist erreicht. Eine Frau ist in dieser Phase langsamer und empfindlicher als sonst. Daher sollte sie sich zurückziehen und sich um sich selbst kümmern. Das ist eine Phase der Neuorientierung, denn alte Schleimhaut in der Gebärmutter wird durch die Blutung ausgestoßen, damit sich eine neue aufbauen kann.

Was heißt das für dich? Miste aus – dein Zimmer und dein Leben – und frage dich: Wen oder was will ich noch behalten?

2) Die Östrogenphase ist dein persönlicher Frühling. Nach der Blutung wird in der Gebärmutter eine neue Schleimhaut aufgebaut. Das machen deine Hormone Östrogene, die, wie das Wasser und die Sonne im Frühling, die Natur zum Blühen bringen. Diese Phase ist auch für eine Frau sehr frühlingshaft. Du fühlst dich frisch und jung. In dieser Phase kannst du Bäume ausreißen, lass aber ein paar für Weihnachten stehen!

3) Der Eisprung ist dein zyklischer Sommer! Circa zehn Tage nach der Blutung lösen andere Hormone den Eisprung aus, der eine Frau um ein ganzes Grad erwärmt. It`s Summertime and Partytime, yeah! (Anmerkung der Autorin: Wolly spricht auch Englisch) In Urzeiten wurden hier die lustigsten Feste gefeiert. Frauen können sich synchronisieren, das heißt, gleichzeitig und gemeinsam EI-SPRINGEN! Bei Frauen gibt es einfach nichts, was es nicht gibt.

4) Die Herbstphase oder Progesteronphase ist die interessanteste Phase im Zyklus. Sie findet in den letzten zwei Wochen vor der Regel statt. Dein persönlicher Herbst zeigt dir deine wahren Farben und fordert dich auf, ganz du selbst zu sein. Die Schleimhaut in der Gebärmutter verändert sich durch das Hormon Progesteron und die ganze Frau mit ihr. Also, Adieu Einsiedlerin, Adieu Prinzessin Lillifee, Adieu Partymaus, jetzt kommt die Wahrheit heraus! Jetzt wirst du entweder energisch, wild oder vielleicht auch unglaublich kreativ sein. Und wenn du diese Wahrheit nicht auslebst, tut dir alles weh – der Kopf, der Bauch, der Rücken. Dann wird die Stimmung schlecht und deine Freunde verstecken sich vor dir."

Rita staunt nicht schlecht und findet es nach diesen Worten einfach nur cool, eine Frau zu sein. Sie packt sofort ihr Schwert heraus für ihre zweite Zyklushälfte, man weiß ja nie.

Sie möchte nun beginnen, auf ihrer ganz persönlichen Welle zu surfen. Und in jedem Mond wird sie versuchen, die Stärken der jeweiligen Phase zu spüren und etwas daraus zu machen. Und wenn ihr etwas wehtut, wird sie hinschauen, anstatt über ihren wertvollen Körper zu schimpfen.

Bitte merken:

Die Menstruationsphase (Tag 1 bis 5) schmeißt die alte Schleimhaut aus der Gebärmutter. Die Winterphase braucht viel Wärme, Liebe und Zuwendung – und zwar von der Körperinhaberin selbst!
Die Östrogenphase (erste Zyklushälfte bis zum Eisprung) baut neue Gebärmutterschleimhaut auf. Die Frühlingsphase ist leicht und liebevoll. Diese Phase ist für jede Frau entspannt und harmonisch. Allerdings, wer möchte schon auf ewig eine Prinzessin Lillifee bleiben?
Die Eisprungphase (circa Tag 10-12) schickt eine Eizelle auf Wanderschaft, die unbefruchtet unbedeutend bleibt. Viel wichtiger sind jetzt die vielen Partyhormone, die eine Frau lustig machen. In der Sommerphase verkleidet sie sich und hat Spaß. Vielleicht auch Sex, aber dann nur sechs Mal täglich.
Die Progesteronphase (zweite Zyklushälfte bis zur Menstruation) verwandelt die Gebärmutterschleimhaut in eine

drüsige Form. Die Herbstphase kann, wenn frau sich traut, eine starke und ehrliche Phase sein. Sie verlangt Dynamik, Ausdruck und Durchsetzungskraft.

Drachenzeit

Liebe Hollywoodautoren, verfilmt bitte einmal – und nur für mich – eine Frau in ihrer besten Drachenzeit! Die rote Phase gehört nämlich zur weiblichen Welt dazu und ist in dieser Welt nicht einmal selten! Ach ja, und wenn es schon sein muss, dass sich hübsche Vampire in hübsche Frauen verlieben, sollte auch daran gedacht werden, dass eine hübsche Frau einmal im Monat ihre hübsche Menstruation hat, die interessanterweise diese Vampire immer ignorieren?!

Auszug aus Ritas Tagebuch:

Hi Bella,
gestern habe ich meine weibliche Mutprobe bestanden! Ich habe die Rote-Rita-Blut-Flagge gehisst, draußen in unserem Garten. Die Fahne haben leider nicht sehr viele Leute bemerkt. Eigentlich nur unser Nachbar, Herr Michel. Immerhin hat er interessiert genickt, als ich ihm erklärt habe, dass es sich um eine echte Menstruationsfahne handelt. Er hat geantwortet, dass seine Frau und seine zwei Töchter das auch mal aufstellen sollten, dann könnte er sich als Mann besser orientieren, so als einziger Mann unter drei Zicken. Ich habe ihm dann erklärt, dass Frauen keine Zicken sind, sondern zyklische Wesen mit

vier Jahreszeiten. Ich glaube, ich habe dann zu viel über Frauenkram geredet. Herr Michel hat nichts mehr gesagt. Er hat sich auf seine Terrasse begeben und die Rosenstöcke gegossen.

Die Menstruation ist ein Luxus, den sich der weibliche Körper nur leistet, wenn er glücklich und gesund ist. Diese Vorstellung sollte reichen, damit eine Frau ihre blutigen Tage schätzen kann.

Für fehlende Anerkennung bedankt sich der weibliche Unterbauch mit Schmerzen und Krämpfen, wie ein Freund, der sich wegen schlechten Benehmens beleidigt zurückzieht. Unregelmäßige Blutungen und Menstruationsschmerzen passen zum Beginn des Frau-Seins und sind Ausdruck ungewohnter Gefühle, dürfen aber nicht die Regel werden.

Gleich zu Beginn ihrer weiblichen Karriere sollte ein Mädchen erfahren, welche Vorteile sie durch die Menstruation oder ihre Drachenphase erhält. In dieser Phase bekommt sie:

- ein gutes Ventil, um sich von dem zu befreien, was sie in den letzten Wochen beschwert hat,
- eine offizielle Pause von einer lauten Außenwelt,
- Zeit, in der ihr Schönheit, Glamour und Oberflächlichkeit egal sein können,
- Unabhängigkeit, weil sie in dieser Zeit auch gut allein sein kann,
- Freiheit, weil sie ihren eigenen Rhythmus findet,
- Vielfalt, weil sie neue Seiten an sich entdeckt,
- Selbstbewusstsein, weil sie hier lernt "Nein" zu sagen,
- wahre Freundschaft, weil nur die bleiben, die ihr Drachengebrüll aushalten und
- weiblichen Stolz, weil nur Frauen so etwas können.

Wenn es dennoch im tiefgründig Weiblichen weiterhin schmerzen sollte, folgen hier ein paar Tipps für die ersten Sofortmaßnahmen:

Basistherapie bei winterlichen Krämpfen, medizinisch genannt **Dysmenorrhoe**:
1) Die roten Tage lieben.
2) Die roten Tage lieben.
3) Die roten Tage lieben.
4) Einsperren. So oft es der böse Alltag zulässt. Allein sein. Oder es lernen.
5) Altes aussortieren, rausheulen, runterkritzeln, fortdichten oder wegtanzen.
6) Wann immer es im Bauch noch krampft, Rotlichtlampe anschalten – vor dem Bauch, hinter dem Rücken und am besten zwischen die Beine stellen.
7) Wärme liefern Suppen und Tees – auch von es gut meinenden Tanten.
8) Wenn es noch immer krampfen sollte, gibt die Frauenärztin gute Ratschläge mit ihrer Naturapotheke oder der Traditionellen Chinesischen Medizin.

Basistherapie bei unregelmäßigen Blutungen, medizinisch genannt **unregelmäßige Blutungen**:
1) Könntest Du schwanger sein?
2) Wenn nein, dann: Zyklus und Blutungsstärke aufschreiben und mit anderen Frauen vergleichen. Der weibliche Zyklus ist individuell, schwankend und auch gelegentlich unvorhersehbar. Doch zu individuell kann krankhaft bedeuten: 28 Tage +/- 7 Tage ist der natürliche Rahmen. Die Blutungsstärke sollte spätestens am 2. Tag alle vier Stunden mit einer Binde oder einem Tampon gut aufgefangen werden

können und von der Farbe mindestens dunkelkirschrot sein. Wenn der Rhythmus dennoch unregelmäßig ist:

3) Diese drei Fragen stellen

Lebe ich MEINEN Rhythmus oder den von drei anderen Menschen?

Was kann ich nicht loslassen? Die blinde Liebe zu meinem Freund oder den Traum vom ewigen Dornröschen?

Warum tanze ich nicht, obwohl ich eine Frau bin? PS: Tanzen ist seit der Erschaffung der Frau die perfekte Gangart während der Menstruation. Damit meine ich aber kein Aerobic-Workout, sondern das lockere Mitschwingen des Beckens zum absoluten Lieblingssong.

4) Wenn es weiterhin unregelmäßig bluten sollte, bitte die Frauenärztin nachsehen lassen!

Basistherapie bei zu wenigen oder fehlenden Blutungen, medizinisch **Oligomenorrhoe/Amenorrhoe** = die Zykluslänge geht weit über 35 Tage:

1) Könntest Du schwanger sein?

2) Zyklischen Motor anwerfen: regelmäßig essen, Gekochtes essen, langsam essen, überhaupt essen, gerne essen, Bouillon und Hühnersuppe essen.

3) Ab sofort ein einfaches Erdenweibchen werden. Mehr, viel mehr Interesse in die Vulva als in den Kopf investieren.

4) Wenn nach drei Monaten immer noch nichts Blutiges passiert, zur gynäkologischen Abklärung mit Labor und Ultraschall gehen.

Basistherapie bei zu starken Blutungen, medizinisch **Hypermenorrhoe** = Tampon-Verbrauch alle 1-2 Stunden über mehrere Stunden:

1) Könntest Du schwanger sein?

2) Die zu starke Regelblutung muss als ein rotes Warnsignal gedeutet werden. Ein kluger Körper vergeudet nur dann zu viel seines wertvollen Lebenssaftes wenn er a) komplett erschöpft ist, b) mit Wut, Ärger, Enttäuschung bis zum Überlaufen angefüllt ist, c) beides gleichzeitig zutrifft; aber auch egal was es genau ist, hier ist

3) die Kontrolle bei der Frauenärztin unerlässlich: Myome, Polypen und Entzündungen sollten ausgeschlossen werden!

Der untere Mund

Apropos zum Überlaufen angefüllt: Neben dem besten aller Intimclubs ist die Vulva bis zur Gebärmutter dann auch noch der untere Mund einer Frau, wer hätte das gedacht? Der obere Mund liebt es, vernünftig und gesellschaftstauglich zu parlieren, aber die Vulva sagt immer die Wahrheit. Es handelt sich hier um eine unfrisierte Wahrheit, selbst wenn ihre Vulva rasiert ist. Es ist eine Wahrheit, die gerade denjenigen nicht gefallen muss, die immer allen gefallen wollen.

Frauen probieren aus, staunen, spüren, seit jeher. Die Vulva ist ein neugieriges und leidenschaftliches Organ. Mit dem Mund nehmen Frauen nur auf, was der Kopf gedacht hat. Sie küssen den Prinzen, weil er einen Porsche hat, aber zwischen ihren Beinen tobt der unangenehmste Juckreiz, sobald er sich nähert. Erst mit der Lebenserfahrung bekommt frau dann ihre goldene Intuition, das Gefühl, wenn etwas stimmig ist oder nicht, und zwar in ihrem Unterleib. Hoffentlich sagt sie bald: *"Ich spüre das genau in meiner rechten Venuslippe oder in meinem linken Eierstock."*

Großzügige Nervenkomplexe, angefangen beim Solar Plexus bis zu den kompliziertesten genitalen Nervenbündeln, stellen wahrscheinlich eine eigene Intelligenz dar und sind noch am Beginn wissenschaftlicher Erforschungen. In der Traditionellen Chinesischen Medizin kennt man sie schon lange, diese besondere Sprache des Herzens, die nicht nur auf der Zunge, sondern auch im Genitalbereich zum Ausdruck kommt. Meridiane verbinden den Mund über das Herz bis zur Gebärmutter und Vulva. Unsere Sprache spiegelt diese Parallelen mit den Wörtern "Scham<u>lippen</u>" oder "Labien" (lat. für <u>Lippen</u>), dem "Mutter<u>mund</u>" (Ausgang der Gebärmutter) sowie der "Vagina dentata", der <u>bezahnten</u> Scheide, wider.

So gesehen könnte frau ihr gesamtes genitales Heiligtum als ihren unteren Mund zusammenfassen. Und dieser Mund hat es in sich: Er vermittelt ihre ganz intime Wahrheit. Selbst wenn sich die Besitzerin taub gegenüber ihrer Körpersprache verhält, so ist der heimliche Schrei nach Wahrheit nie zu "übersehen".

Patientin, 46 Jahre:

"Frau Doktor, ich komme mit meinen Blutungen nicht mehr klar. Ich blute wie ein Bach. Sie müssen etwas tun, so will ich nicht weitermachen."

Die ansonsten gesunde Frau leidet seit zwei Jahren an stärksten Menstruationsblutungen ohne nachweisbare körperliche Ursachen.

Ich erkläre ihr die verschiedenen Therapie-Möglichkeiten, von den konservativen bis zu den operativen Methoden. Erst bei dem Wort der Gebärmutterentfernung atmet sie durch. Der

Leidensdruck muss schon groß sein, wenn eine Frau ein Organ freiwillig hergeben will, selbst das eine, das sie niemals lieb gewonnen hat.

Ich sage ihr auch, dass die Operation nur eine symptomatische Erleichterung schaffen kann, nicht aber die Wurzel der dahinterliegenden Probleme beseitigt. Irreguläre Blutungen sind in der ganzheitlichen Medizin ein Hilfeschrei des Körpers nach mehr Beachtung und Selbstwahrnehmung. Ein stärkeres Warnsignal als eine Blutung gibt es wohl kaum. Schließlich handelt es sich hier um den wichtigsten Lebenssaft, den der Unterbauch in seiner Not übermäßig herausschleudert.

Ich sage also:

"Ihr Körper zeigt Ihnen, wie sehr Sie leiden. Sie sollten etwas gegen die Dinge tun, die Sie belasten und erschöpfen, sonst wandern die Symptome in andere Körperbereiche weiter."

Die Patientin, die mittlerweile dank Verödung der Gebärmutterschleimhaut und einer großen Lebensveränderung nicht mehr stark blutet, konsultiert mich nach sechs Monaten wieder. Jetzt erst erzählt sie mir ihre Geschichte: Lange Zeit war sie glücklich verheiratet und hielt auch dann noch an der Ehe fest, als ihr Mann sie nicht mehr wahrnahm. Er hatte aufgehört, sie zu sehen und zu respektieren. Sprachlosigkeit und Emotionslosigkeit regierten viele Jahre ihre Beziehung, bis sich diese Frau zusammenriss und die stumme Stagnation durchbrach. Die ehemals gut situierte Frau lebt nun in einer kleinen Wohnung und kämpft sich finanziell durch. Dennoch wirkt sie auf mich wie ein anderer Mensch. Ihre Lippen sind fülliger geworden. Sie geht und sitzt entspannter, oberer und unterer Mund scheinen dasselbe zu sprechen. Sie hat sich offensichtlich ihren weiblichen Respekt wieder zurückerobert!

Bitte merken:
Egal, wann oder wie eine Frau aus ihrem Dorn-
röschenschlaf erwacht: Die Hauptsache ist, sie hört
endlich dem zu, was ihr ihr unterer Mund sagt.

Mamma Mia

Patientin, 35 Jahre:

"Frau Doktor, ich bin unglücklich. Meine Brust ist mir nach
der Schwangerschaft weggeschrumpft!"

Ich schaue mir ihre Brust an, was sich medizinisch eine
"Mamma-Inspektion" nennt, und finde, dass sie wirklich viel zu
klein ist – diese arme Brust für diese Frau. Die Brust ist zu klein,
zu klein und nochmal klein. In meinem ganzen Leben habe ich
noch nie eine so kleine Brust gesehen. Außer bei mir.
Ich gebe ihr also Recht und sage:
"Entschuldigen Sie, aber mein Mann hat mehr Busen als
Sie. Vielleicht sollten Sie die Chance ergreifen und zum
Männerarzt gehen."
Meine Rechnung geht auf. Sie lacht! Wir lachen beide! Eine
Minute lang hat sie ihr Busenproblem vergessen.

Die weibliche Brust. Dieser arme Busen. Was musste er
schon alles aushalten. Bis heute wird er hochstilisiert, gepuscht, gequetscht, operiert, kritisiert, beschimpft und kate-
gorisiert – in viel zu klein, in viel zu groß, in viel zu faltig, in
viel zu schlaff, in viel zu ungleich, in viel zu viel. An manchen

Praxistagen brummt mein Kopf allein von all der bösen Busenkritik in dieser Frauenwelt.

Die weibliche Brust – so wie sie von Natur aus geschaffen ist, nämlich einmal groß, einmal klein, einmal spitz, einmal rund, einmal schlaff, einmal gespannt, einmal locker, einmal rechts größer, einmal links dicker – genügt schon wieder nicht, um einfach eine Frau zu sein.

Also treffe ich meine Damen zum sonntäglichen Busengespräch, damit wir uns die Frage stellen dürfen: Wozu veranstaltet eine wahlberechtigte Frau all den Wahnsinn um ihren Busen, obwohl gerade kein Kind daran hängt und nuckelt?

a) Weil sie viel zu viel Zeit hat.

b) Weil sie zu wenig Zeit hat. Für sich.

c) Weil sie will, dass Pamela Anderson Kanzlerin von Deutschland wird.

d) Weil sie ihre primären mit den sekundären Geschlechtsmerkmalen verwechselt.

e) Weil sie keine Vulva hat.

Alle Antworten sind leider richtig, meine Damen von der gestrengen Busenmafia. Es tut mir leid, aber ein Busen bleibt nur ein Busen. Er bleibt das **sekundäre Geschlechtsmerkmal** einer Frau und **nicht das primäre!**

Die weibliche Brust ist eine große Milchdrüse für die eventuelle Milk-Shake-Produktion gieriger Schreihälse. Zu mehr bräuchte frau sie also auch nicht. Wenn es um sexuelle Lust geht, reichen die beiden Mamillen! Das sind die zwei blitzschnell erregbaren Brustperlen in Höhe des weiblichen Herzens. Ich weigere mich nämlich, diese hochsensiblen Perlen "Brustwarzen" zu nennen, denn das haben sie nicht verdient. Sie bieten einer Frau Erotik und Spaß. Warzen haben nur Hexen, und wenn ich "Perlen" meine, meine ich auch keine "Nippel", die haben nur Clowns.

78

Wofür veranstaltet also eine Frau all das Tamtam um das Drumherum? Um den Busen, die Brüste, die Titten, die Möpse, die Melonen? Wozu besetzen Busengedanken wichtige weibliche Denkzentren, wenn dieser Busen nicht einmal als Statussymbol beim royalen Staatsempfang verwendet werden darf? Weder beim Ritterschlag vor der englischen Königin, noch beim Menschenrechtskongress der UNESCO? Wo bleiben bei all der weiblichen Busenkonzentration die stolzen Busengesänge und Busenflaggen?

Ich verspreche es mit meiner ganzen Seele – ich würde mir sofort die allergrößten Silikonimplantate implantieren lassen, wenn mir morgen deswegen Respekt entgegenleuchten würde. Und damit meine ich nicht die zweideutigen Angebote aus der hinteren Reihe. Ich hätte sofort die besten aller Riesenbrüste auf dieser Erde, wenn sich jeder davor tief verneigen würde. Aus welchem wichtigen Grund sollte sonst eine Frau ihren unkomplizierten Busen verändern wollen?

Den empfindlichen Brustperlen ist das Drumherum nämlich egal. Sie verhelfen ihrer Besitzerin trotzdem zum Orgasmus. Diese Perlen werden nur leider zu selten mit Stolz präsentiert. Unter einem T-Shirt dürfen weibliche Perlen nicht sichtbar sein, sonst erntet ihre Besitzerin böse Entrüstung.

Der liebe BH. Begleiter in allen weiblichen Lebenslagen. Und ich meine ALLE! Sogar im Hochsommer sollte sich die modebewusste Frau von heute einen dick gepolsterten Deckel über ihre hochsensiblen Mamillen stülpen. Wie gemein ist das schon wieder, liebe Modeindustrie?

Meine verstaubte BH-Sammlung auf dem Dachboden beinhaltet mittlerweile alle gepolsterten, verblümten und gekrümmten BH-Varianten – mit Draht und ohne, von weißvergilbt bis lila-blass, und natürlich die allerfettesten und aufgeblasensten Wonderbras.

Jedes Mal, wenn ich eines dieser Dinger ungern anziehe, frage ich mich, wer ihn bloß erfunden hat, diesen Halter weiblicher Brüste? Eine Frau mit Busenverlustangst, die ihre Brüste aus Vorsicht anschnallen musste? Ein Vertreter für intime Lotions, der aus fehlender anatomischer Übersicht auch die weiblichen Milchdrüsen zur Intimzone erklärt hat? Eine Attentäterin, die nicht wusste, wo sie ihre Bomben verstecken sollte?

Ich gebe zu, praktisch kann er sein, dieser Milchdrüsenzusammenhalter. Aber nur dann, wenn er sie wirklich gut unterstützt – anatomisch und orthopädisch abgestimmt – vielleicht beim Joggen, Trampolinspringen und im Boxkampf.

Frau bräuchte ansonsten weder einen Festhalter ihrer Brüste noch einen gepuschten Mamillen-Deckel. Der Busen fällt nicht runter, und die Mamillen springen nicht durch das T-Shirt – dazu gebe ich mein gynäkologisches Ehrenwort.

Sie könnten sofort Ihren BH ausziehen

- beim Nachmittagskaffeeklatsch, wenn die Brüste lustig durch Frauengeschichten baumeln.
- beim Handschütteln mit wichtigen Vertragspartnern. Hier wäre ein hochgepuschter Busen sowieso nur im Weg.
- beim Tanzen, wenn der Busen das Becken schaukelnd mitunterstützen könnte.
- im Winter, wenn drei warme Pullover reichen.
- an einem heißen Sommertag, wenn die weiblichen Perlen nichts anderes brauchen als viel, viel frische Luft!

Liebe Damen, denkt an Eure Perlen! Sie brauchen Sauerstoff und Freiheit, um ihre Nervenfasern bis in die tiefsten Feuchtgebiete erhalten zu können!

Liebe Modedesignerinnen, bitte, kreiert zwei, anstatt zwei Millionen, rückenentlastende Sport-BHs, den Rest dürft ihr auf meinen Dachboden werfen!

Wenn schon gepuscht, geschmückt und geplüscht – dann nur zum Opernball oder im Zirkus – und wenn, dann auch wenigstens einen PH! Wie bitte? Ich persönlich finde, nicht nur die weibliche Brust kann hängen, es gibt noch andere Körperteile an anderen Menschen, die hängen nicht weniger. Dennoch erfährt der Penishalter (PH) eine absolute modische Ignoranz. Wie gemein ist das für den schönheitsbewussten Mann von morgen! Hier gibt es eine einfache Lösung: Frauen, gebt dem Mann ein paar BHs ab!

So schaut es also aus mit der anstrengend überdiskutierten Oberweite der Frau. Sie darf ihren Busen zwar operieren, aber sollte ihn nach der Operation sofort wieder wegsperren und dem öffentlichen Auge entziehen. Sie wirft bildlich ihre Perlen vor die Säue – für ein tiefblickendes Dekolleté, das übersetzt auch nichts anderes ist als ein Loch.

Liebe Damen von der chirurgischen Busenambulanz, ich bitte Euch, nicht wegen eines weiteren Lochs Euren wertvollen Körper zerschneiden zu lassen! Auch nicht für ihn oder für irgendeinen Prinzen, der berauscht von ihrer Busenfülle in ihr Dekolleté fallen soll. Deckel zu, jetzt hat sie ihn! Ein sehr gefährliches Spiel, denn sie könnte dabei Gefahr laufen, sich einen Prinzen mit Mutterkomplex einzufangen.

Oder sollte die chirurgisch vergrößerte Busenfülle etwa die erhoffte weibliche Selbstbestätigung bringen, die die Vulva nicht erbringen darf? Nach dem Motto: Ich habe Busen, ich bin eine Frau. Ich habe sogar einen großen Busen, also bin ich eine noch großartigere Frau. Ich habe den größten Busen, ich bin die großartigste Frau mit Rückenschmerzen.

Abgesehen davon, dass auch immer mehr Männer einen schön runden Busen aufgrund von Übergewicht aufweisen, die

Wahrheit ist ziemlich unromantisch. Der Busen ist nur einem hungrigen Baby nicht egal. Aber wie viele Frauen haben jetzt und in diesem Moment ein schreiendes Paket Windeln auf dem Arm? (Stillende Mamas dürfen zum nächsten Kapitel übergehen.)

Die zweite Wahrheit ist, der weibliche Busen kennt kein stures Ideal. Laut meiner eigenen Praxis-Busenfachjury gibt es mindestens vier verschiedene Brustformen in einem Zyklus, von spitz erregt über gespannt schmerzhaft bis nachgiebig weich, und meistens noch drei Varianten dazwischen. Das Ganze multipliziert auf ein Frauenleben ergibt 120.234.987 Busenmodelle. Die weibliche Brust gleicht mehr einem hormonellen Wandlungskissen als einem festgefahrenen Schönheitssymbol.

Dennoch spazieren Frauen zu Chirurgen und unter deren Skalpelle. Sie und ihre Brüste werden dann in einen Dornröschenschlaf versetzt. Die Frauen erwachen danach, ihre Brüste tun es leider nicht. Diese mutieren zu Silikon-Objekten ohne Gefühle, die selbst durch hormonelle Schwankungen nicht mehr zu erschüttern sind.

Große Gewichte gehören – und das meinen nicht nur unsere lieben Orthopäden – nicht auf das Brustbein geschnallt. Stabiles Stehen und Gehen kann wichtig sein, wenn ein Mensch in seinem Leben weiterkommen will. Ein aufgeblasener Vorderbau mit fehlendem Unterbau, und das Ganze noch auf zwei Stöckelschuhen, lässt eine Frau im nächsten Sumpf versinken. Es sei denn, sie hat noch zwei Po-Implantate, die dagegen ansteuern.

Sehen wir es doch einfach pragmatisch:

Eine 80-prozentige Reduktion an Busen-Dekoration und das 99-prozentige Loslassen von weiblicher Busenidentifizierung sollte unserer Frauenwelt mindestens 150%

Entlastung an Äußerlichkeit, Silikon und Oberflächlichkeit bringen. Und siehe da, Frau Vulva kommt wieder unten an, im Hier und Jetzt, und auf der Erde. Bald kann die Frau wieder aufrecht stehen und sich vorwärtsbewegen. Frauenfüße gehören auf die Erde! Oder besser gesagt: Unsere Erde braucht wieder Frauenfüße! Heute nötiger denn je, gerade weil diese Erde an schlimmer weiblicher Respektlosigkeit erkrankt ist.

Eine weibliche Person ohne Deko wäre vielleicht weniger grell, bunt, sexy und faltenfrei, dafür aber schön blutig, intuitiv und voller Leidenschaft.

Eine Frau, die in ihrem Körper gut verankert ist, kann jederzeit zu neuen Ufern aufbrechen, wenn ihr bester zyklischer Wind weht. Regelmäßige Verkleidungen aber, ohne Gewicht zwischen den Beinen, bleiben hohle Clown-Nummern im Zirkusprogramm anderer.

Eine Frau darf sich daher immer wieder kritisch fragen:
1) Spiele ich schon wieder den Clown?
2) Wenn ja, in welchem Club?
3) Ist es wenigstens ein feministischer?
4) Wenn nein, warum bin ich dann noch Mitglied?

Für eine selbstbewusste Frauenerziehung empfehle ich einfach nur die eigene Natur. Eine Frau ist erst dann geerdet, wenn sie alles an ihrer Natur gut findet. Falls sie dennoch Lust hat, ihre Natur zu verändern, sich zu schminken, zu rasieren, zu toupieren, zu verkleiden, hochzustöckeln, hochzupuschen, sich schief zu quetschen, sollte sie es in Zukunft nur für sich tun und dabei beachten, dass ihr genug Luft zum Ausatmen und echte Standfestigkeit bleiben. Sich zu schminken, zu verkleiden, zu verschönern und herzurichten gehört zu einer menschlichen Natur, die in meinen Augen weder typisch weiblich noch typisch männlich ist.

An diesem Punkt tut es mir leid, meine lieben Damen von der hochgepuschten Szene, aber über Euren Busen gibt es nicht mehr zu sagen, außer vielleicht noch das eine: *Mit dem Busen ist gut schmusen.* Diesen Spruch habe ich von meiner Mutter, die ihn wiederum von ihrer Mutter, die ihn wiederum von ihrer Mutter … hat. Und darin erkennt jede Frau: Weiblicher Humor kann sogar vererbt werden.

Der Mamma sei Dank!

Bitte merken:
Wenn Du schön sein willst, verlasse Dich nicht auf Deine Brust! Sie ist morgen schon wieder anders.
Schmücke lieber Deine kleine Zehe, die ist beständiger!

Like a virgin

Patientin, 19 Jahre:

–   *"Frau Doktor, ich möchte, dass mein Jungfernhäutchen wieder hergestellt wird. Ich habe gelesen, dass es diese Operation gibt."*
–   *"Weswegen wollen Sie sich operieren lassen?"*
–   *"Ich habe Angst, dass mein Vater erfährt, dass ich keine Jungfrau mehr bin!"*

Ich erkläre der zutiefst verängstigten Frau ihre Biologie und bemerke, dass keine Vernunft der Welt ihre panikmachende Familientradition erhellen kann.

Das Jungfernhäutchen, lateinisch "Hymen", ist ein kleines, kreisförmiges Hautanhängsel am Eingang der Vagina, das genauso wie die Vulva in den unterschiedlichsten Ausformungen vorkommt – von glatt bis gewellt, von eckig bis zackig, von dunkel bis rosarot, von dünn- bis dicksäumig.

Kein Frauenarzt, keine Frauenärztin und kein Vater dieser Welt können anhand dieses vaginalen Saumes erkennen, ob eine Frau schon einmal Sex hatte oder nicht. Genauso gut kann das Jungfernhäutchen beim Turnen einreißen oder beim Geschlechtsverkehr heil bleiben – trotz Marathon durch das gesamte Kamasutra.

Das Hymen ist nichts anderes als eine sehr elastische Haut, die entwicklungsgeschichtlich wahrscheinlich junge untenohne-Frauen vor kalten Bodenwinden und Bakterien geschützt hat. Heute spielt diese Schutzzone bei der hygienischen, gut wärmeversorgten Frau nur eine Randrolle.

Immerhin, die Schwedinnen nennen ihr Hymen mittlerweile eine "vaginale Korona" und haben, wie wunderbar, das unsinnige Wort "Jungfernhäutchen" in die düstere Vergangenheit katapultiert, wo es hingehört.

Eine Korona ist eine Krone, also ein natürlicher Schmuck für die Intimzone der Frau. Solange diese vaginale Korona die Vagina nicht zur Gänze verschließt und dadurch Probleme bei der Menstruation macht, interessiert sich auch die Frauenärztin nicht dafür. Nur die komplett verschlossene Vagina ist eine Pathologie, eine Fehlbildung, die man "Hymenalatresie" nennt und operativ öffnen muss, damit das gestaute Menstruationsblut wieder abfließen kann. Wie man bemerkt, möchte die Natur hier einen Durchgang und keinen Keuschheitsgürtel, sonst hätte sie das anders gelöst.

Also stellt sich die immer gleiche Frage im Sonntagsplausch der Jungfrauengilde: Wozu braucht eine Frau ein Hautanhängsel am Eingang der Vagina, das so viel über Sex redet, obwohl es keine Ahnung davon hat?

Als Antwort schreibe ich an dieser Stelle einen ausführlichen Brief:

Liebe Korona (ehem. Jungfernhäutchen),
wir Frauen haben dich lieb.
Und das war schon alles.

Deine Gelegenheitsjungfrau.

Die vaginale Korona darf gerne die intimste Weiblichkeit schmücken. Mehr hat sie hier nicht zu bedeuten. Schließlich handelt es sich um einen Saum von Nichts, weder um wertvolle Drüsen, noch um eine lustig erregbare Membran.

Als Krone ist das Hymen zwar noch maximal überbewertet, aber so thront es wenigstens am weiblichen Eingang und lässt nur ehrenwerte Ritter in die Burg.

Die Pille

Wenn wir das Wort "Jungfernhäutchen" schon auf den sprachlichen Müll werfen, was ist dann mit der daran baumelnden Jungfrau? Auf den historischen Sprachmüll oder zurück ins Mittelalter? Oder brauchen wir sie heute dringender denn je? Die keusche junge Frau in Zeiten von sexy Girlies und supergeilen Barbies?

Patientin, 13 Jahre, in Begleitung ihrer Mutter, kommt zum Erstvorstellungsgespräch zu mir.

In meinem feministischen Enthusiasmus kläre ich sie auf – gynäkologisch, frauenlogisch, anatomisch, über den weiblichen Zyklus, über körperliche Veränderungen, über die allerfraulichste Weiblichkeit und über all das weiblich Besondere, worauf sie sich freuen kann. Ich lasse nichts aus.

Am Ende habe ich zwanzig Minuten überzogen und keine Spucke mehr.

Meine junge Patientin hat aber noch welche: *"Frau Doktor, ich will die Pille!"*

Alle einundzwanzig Eizellen fallen mir in die Unterhose.

'Die Pille, mit 13? Ist sie wahnsinnig?', denke ich, und frage ruhig: *"Weißt du, was die Pille in Deinem Körper macht?"*

Sie nickt. Ihre Mutter nickt noch kräftiger.

Ich frage weiter: *"Bist Du Dir sicher, dass Du schon Geschlechtsverkehr haben möchtest?"*

Mit abwehrender Körperhaltung schüttelt sie heftig verneinend den Kopf.

"Warum möchtest Du jetzt schon die Pille?"

An diesem Punkt kenne ich die traurige Antwort bereits. Sobald ein Mädchen blutet, muss verhütet werden. Prophylaktisch versteht sich, man weiß ja nie, was so alles passiert nach dem ersten Kuss und auf den wildesten Partys. Und weil die Regel sowieso weh tut, sind gleich zwei Fliegen der weiblichen Natur mit einer Klappe geschlagen. Die Frau des 21. Jahrhunderts ist von ihrem Zyklus erlöst und so gut verhütet, dass wir alle wieder einschlafen können. Der Pille sei Dank!

Der Prozess der zyklischen Heranreifung mit all den dazugehörigen typisch weiblichen Erfahrungen ist in einer Pillenpackung verschwunden. Ab sofort werden sämtliche Verbindungen zwischen Gehirn, Eierstöcken und der Gebärmutter ruhig gestellt. Der Eisprung wird unterdrückt und die Schleimhaut in der Gebärmutter bleibt flach. Der heranreifende Zyklus schläft ein, bevor er überhaupt richtig erwacht ist. Die Pille regelt nun alle blutigen Angelegenheiten und ruft: *"Captain, ich übernehme jetzt! Ich sage dir nun, wann wir bluten, wie wir bluten, und ob wir überhaupt noch bluten müssen!"* Es ist vollbracht: All das erwachende Drachenblut ist auf eine minimale Hormonentzugsblutung nach drei Wochen Scheinschwangerschaft reduziert.

Frau braucht keinen Unterleib mehr, es reicht, dass sie einen Kopf hat, der vernünftig und angepasst denken kann. Alles Triebhafte gehört in die männliche Schublade. Es tut mir leid, meine jungen Damen, so gehört es sich, so war es schon immer!

Mit großer Sicherheit wird ein Mädchen mit der Pille nicht zu dem, was ihre schöne Pillenverpackung verspricht, weder eine "EvaLuna" (von Mond und Eva fehlt einer Pille jegliche Spur) oder eine "Belissima" (pickelfrei und ohne Zyklus, was soll daran schön sein?) oder eine "Juliette" (der Romeo kann schon mal weinen, denn Julias Zyklus ist gerade eingeschlafen).

Liebe Pille,

sei nicht traurig, wenn ich dich nicht lieb habe. Es liegt nur daran, dass du in der Frau nichts verloren hast. Danke, dass Du die Frau vom Gebärzwang befreit hast, das hast du gut gemacht! Aber morgen finden wir neue Alternativen, dann wirst du abgelöst, sorry!

Liebe Grüße von zwei kritischen Eierstöcken

Anmerkung: Es gibt auch heute schon alternative, nicht hormonelle Verhütungsmethoden, und jede Frauenärztin und jeder Frauenarzt muss darüber aufklären.

Dennoch: Ob Pille, natürliche Methoden, Barriere-Methoden, die Kupferspirale, die Hormonspirale – unsere Schwangerschaftsverhütung bleibt ein menschliches Dilemma! Doch hoffentlich bald kein rein weibliches mehr! Wenn Frauen schon tagtäglich Hormone schlucken, sie sich diese spritzen oder sie sich in die Haut legen lassen, dann wenigstens zu gleichen Anteilen zwischen den Geschlechtern. Das wäre nicht nur fair, sondern würde der Frau die weibliche Hormonlast abnehmen oder wenigstens den Mann diesen körperlichen Eingriff mitfühlen lassen.

Leider wird die Pille für den Mann nicht mehr getestet oder weiterentwickelt. Hier hat ein kritisches Buch sämtliche Forschungsversuche über den Jordan geworfen. Wen wundert das auch: Ein Heiligtum bleibt ein Heiligtum und wird nicht hormonell angetastet!

Die Pille wird aber immer noch als Befreiungsheldin gefeiert. Der Gebärzwang hat sich deutlich verringert, Respekt. Aber von Hormonen einer Pille gesteuert zu sein, kann ich persönlich nicht als Befreiung der Frau ansehen. Mit dem Konzert der weiblichen Hormone und ihrer zahlreichen Feedback-Schleifen zwischen Ober- und Unterwelt erwacht auch die weibliche Individualität. In vier Zyklusphasen darf eine Frau vier unterschiedliche Seiten ihrer Persönlichkeit kennenlernen. Selbstverständlich startet der weibliche Zyklus anfangs wie ein stotternder Motor, wenn eine junge Frauenseele erst erkennen muss, dass nicht alles rosarot und wie im Barbie-Land ist. Sie beginnt, Aggressionen, Tiefe, Lust, Leidenschaft, Intuition und Liebe zu entdecken. Und das kann sie dank ihres langsam reifenden Zyklus portioniert angehen, jedem neuen Gefühl ein Ventil geben, Pausen einlegen, um sich irgendwann als körperliche Frau anzunehmen. Jeder neue Zyklus ist daher ein Neubeginn und eine Chance für mehr weibliche Entfaltung.

Wie aber soll aus diesem lieben Mädchen eine Frau werden, wenn der weibliche Motor nur noch für die geplante Schwangerschaft anspringen darf? Wie soll aus einem Girlie eine Mutter werden, wenn zwischendrin keine Frau war?

In der Traditionellen Chinesischen Medizin bedeutet der weibliche Zyklus noch richtig viel und zwar: Veränderung und Stärkung ihrer weiblichen Blutschicht, auf der auch alles Seelische transportiert wird. Die Menstruation ist daher immer Ausdruck ihres psychischen Befindens und gleichzeitig ihr bestes Ventil für festsitzende Emotionen. Hormonelle Verhütung schwächt das Blut der Frau, indem es die zyklischen Energien unterdrückt. Jede Frau wird diese Belastung ihres Körpers anders kompensieren. Es mag Frauen geben, die nichts merken (oder merken wollen), andere aber spüren die seelischen Veränderungen mit der ersten Pilleneinnahme.

Das Spüren und die Intuition werden in unseren kopflastigen und kontrollwütigen Zeiten nur zu gerne ausgeblendet. Aber auch Pillennebenwirkungen von der Migräne über Stoffwechselveränderungen bis hin zur Thrombose- und Embolie-Gefahr sollten niemals kleingeredet sondern vernünftig diskutiert werden. Selbstverständlich sind Sie immer gut beraten, Ihren Frauenarzt oder Ihre Frauenärztin zu fragen, die bei der großen Verhütungspalette, die es heutzutage gibt, eine realistische Einschätzung geben können.

Ich möchte hier aber auch klarstellen: Ich kann gar nicht gegen die Pille sein, denn es gibt oft keine bessere Alternative.

Bevor eine junge Frau unverhofft schwanger wird, sollte sie besser die Pille nehmen, und zwar regelmäßig. Diese Pille ist sicher nicht das ideale Verhütungsmittel für eine Frau, aber immer noch besser als die psychischen und physischen Belastungen einer ungewollten Schwangerschaft. Die heutigen Pillen sind sehr risikoarm in Bezug auf Gefahren wie Thrombosen oder Embolien, sodass ein gesunder Mensch sie bedenkenlos einnehmen kann. Die Angst vor Nebenwirkungen sollte an diesem Punkt immer mit einem Frauenarzt oder der Frauenärztin besprochen werden, aber bitte nicht mit der Cousine der Tante der Mutter oder Herrn Google.

Ich möchte auch an dieser Stelle betonen: Wenn es eine Frau möchte, kann sie auch mit der Pille zyklisch leben und sich über ihren wertvollen Körper bewusst sein. Daher empfehle ich, erst mit der Pille zu beginnen, wenn der natürliche Zyklus stabil ist, die Frau ein gutes Körpergefühl hat, ihr wechselhaftes Frau-Sein schätzt und ein klarer Wille nach sexuellen Kontakten besteht.

Zur humorvollen Entlastung weiblicher Verhütungsprobleme schauen wir uns die Welt im folgenden Kapitel einmal andersherum an.

Beim Männerarzt

Mit einem Mal saß er da wie ein wimmerndes Häuflein Elend, wie jemand, dem man sein letztes Fünkchen Hoffnung gestohlen hatte – Herr Mempelfrau, 39 Jahre, vor seinem Männerarzt und Andrologen Dr. Schuhfrau. Letzterer lehnte sich in seinen Arztsessel zurück und verschränkte ungeduldig die Hände.

"Nun, Herr Mempelfrau, ich kann Ihnen noch einmal alles erklären, aber wir werden immer und immer wieder an denselben Punkt zurückkehren, egal wie wir es drehen und wenden."

Mempelfraus Augen wanderten zu Boden.

Dr. Schuhfrau holte tief Luft.

"Es wird höchste Zeit für Sie, Herr Mempelfrau, die Pille endlich abzusetzen."

"Ich kann nicht. Nein."

"Aber Sie müssen!"

"NEIN!"

"Dann schauen Sie sich Ihre Leber- und Fettwerte noch einmal an!"

Schuhfraus feinst gefeilter Fingernagel deutete auf ein Blatt voller Zahlen, die so zahlreich waren, dass Herr Mempelfrau nur hilflos mit den Schultern zuckte.

"Ihre Frau kann doch genauso die Verhütung übernehmen, wir leben doch in modernen Zeiten! Es soll sie ja wieder geben, die Frauen-Pille, und immerhin, sie soll heute noch nebenwirkungsärmer sein."

"Meine Frau? Die Pille? Niemals. Sie wissen doch, wie Frauen sind!"

Dr. Schuhfrau musste lächelnd an seine eigene Frau denken, die das Auf und Ab ihrer Hormone so wichtig nahm wie ihren roten Ferrari ...

Mempelfrau unterbrach seine Gedanken:

"Im Ernst, Herr Doktor, welche Frau würde heute noch die Pille nehmen?"

Der Doktor zuckte mit dem rechten Mundwinkel, während Herr Mempelfrau mutig fortsetzte:

"Ich glaube nicht, dass die Pille bei Frauen funktionieren wird. Bei dem Theater, das die Damen dieser Schöpfung heute um ihren Zyklus oder um ihre ach-so-wichtige Menstruation machen. Die nehmen sich doch alle viel zu ernst! Und deswegen nehmen wir Männer schon seit Jahren die Pille! Weil wir nicht so sind, weil wir eben einfacher gestrickt sind, so hormonell und überhaupt. So ist die Natur!"

Bevor er fortsetzen konnte, forderte der Männerarzt seinen Patienten zur Untersuchung auf. Während sich Herr Mempelfrau unten herum frei machte, hörte er Dr. Schuhfrau lehrmeisterlich durch die Türe sagen:

"Dass wir Männer wie selbstverständlich von Jugendzeit an Hormone schlucken ist nichts Natürliches, Herr Mempelfrau. Obwohl die Pille, und das muss ich zugeben, das sicherste Verhütungsmittel ist, so ist die ständige Hormonzufuhr eine Belastung für die männliche Libido, das psychische Gleichgewicht und den Stoffwechsel, vom Thromboserisiko mal ganz abgesehen."

Herr Mempelfrau betrat nun halbnackt den Untersuchungsraum und antwortete trotzig:

"Na und? Ich habe die Pille immer gut vertragen! Und meine Frau hat sich nie über unser Sexualleben beklagt. Seit zwölf Jahren sind wir glücklich verheiratet."

Dr. Schuhfrau bereitete wie gewohnt Objektträger und Tupfer vor, während Herr Mempelfrau auf den ANDRO-Stuhl, den Untersuchungsstuhl für Männer, kletterte. Erst als dieser mit gespreizten Beinen vornübergebeugt vor seinem Untersucher kniete, setzte Dr. Schuhfrau das leidige Verhütungsthema fort.

"Und was ist mit dem guten alten Kondom?"

"Verträgt meine Frau nicht."

"Sie sind doch schon neununddreißig. Haben Sie überhaupt noch Kinderwunsch?"

"Ich ja, aber meine Frau nicht. Sie hätte sicher nichts gegen meine Sterilisation. Aber ich hoffe immer noch, dass sie mir ein Kind schenken will. Frauen können so herrlich spontan sein."

Während der Arzt die Penisspitze abtupfte, dachte er wehmütig: *'Er liebt sie einfach. Und das in einer Zeit, in der jede dritte Ehe geschieden wird, Frauen ständig fremdgehen und keiner mehr weiß, von wem die Kinder stammen.'*

Auf der anderen Seite konnte Dr. Schuhfrau auch die Frauen verstehen. Es gab ja kaum noch Männer, die selbstbewusst ihre Männlichkeit auslebten. Tagtäglich wurde der Androloge mit den zunehmenden Unsicherheiten der Männer in Bezug auf ihre Geschlechtsteile konfrontiert. Extreme Rasuren an den heikelsten Stellen und sogar Normalisierungsoperationen, zumeist Penisbegradigungen, sogar Verkürzungen oder Hodensackstraffungen wurden immer populärer. Eine Ursache dieser Entwicklungen sah Dr. Schuhfrau auch in der frühen Pilleneinnahme, die seiner Meinung nach dazu führte, dass Männer nicht mehr richtige Männer werden konnten.

"Sie dürfen sich wieder anziehen, Herr Mempelfrau."

Dr. Schuhfrau streifte den Handschuh ab.

Herr Mempelfrau kam aus dem Umkleideraum und setzte sich zum Tisch. Dabei lehnte er den Kopf keck zur Seite, so als kokettierte er mit der einfachsten Lösung im ewigen Verhütungsdilemma der Menschheit. Für Dr. Schuhfrau aber gab es nur schlechte Kompromisse diesbezüglich, meistens auf Seiten der Männer, wie dieses Mal wieder auch.

"Maximal ein weiteres Jahr, bis Sie vierzig sind."

Dr. Schuhfrau füllte eilig das Rezept aus.

"Meine Pille, genau dieselbe?"

"Ja, Herr Mempelfrau, Sie nehmen die 'Herkules' weiter. Aber bitte kommen Sie zu den regelmäßigen Blutdruck- und Laborkontrollen alle sechs Monate, und – Sie wissen es sowieso: Rauchen ist mit der Pille weiterhin strengstens verboten."

Aus Herrn Mempelfrau wurde plötzlich Herr Mempel-mann. Er sprang auf und umarmte den Arzt seines Vertrauens wie ein Baseballspieler nach einem Homerun:

"Danke, Danke Herr Doktor!"

Dann wurde Herr Mempelfrau ernst:

"Doc, ich verspreche Ihnen, dass ich mit meiner Frau über das Thema sprechen werde. Ich sage ihr, dass es so nicht weitergehen kann, ich meine, dass immer nur ICH die Hormone schlucken soll!"

Und kurz bevor Herr Mempelfrau die Tür öffnete, grinste er noch einmal zurück:

"Wir Männer müssen doch zusammenhalten, oder?"

Bitte merken:

Die Pille ist nicht die Feindin, aber sicher auch nicht die Freundin der Frau. Eher die des Mannes. Sie kann nach ärztlicher Überprüfung bedenkenlos eingenommen werden, sollte aber nie dazu führen, dass sie ihre zyklischen Phasen (die nach chinesischer Medizin energetisch auch ohne Eisprung existieren) und ihre besten weiblichen Zonen aus den Augen verliert.

Muttertag

Dieser Tag, der sogenannte Muttertag, ist, wie ich es wahrscheinlich mein Leben lang immer wieder vergessen werde, irgendein Sonntag im Mai. Er bricht jedes Mal über mich herein, und nur deswegen, weil ich rein zufällig eine Mutter bin – ohne Vorwarnung, ohne Vorbereitung, aber immer mit einem Blumenstrauß, den ich nicht will.

Mein Mann und ich schauen uns dann erstaunt an und streiten uns sogar darüber, wer nun was feiern darf, an diesem Muttertag: ICH meine schweren Geburten oder ER die vielen Schulbrot-Schmierereien?

Ich möchte hiermit kundtun: Der Muttertag gehört abgeschafft! Was soll so eine Mutter auch an ihrem Mutter-Sein feiern, wenn Maiglöckchen alle Assoziationen zu Wehen, Dammrissen, Kinderspitalsbesuchen, kindlichen Nachtdiensten bis hin zu Teenager-Problemen schlichtweg überblühen? Draußen singen die Amseln, der Flieder duftet, und die ganze Zeit über scheint die Sonne! All die nur knapp überlebten Mutterstrapazen sind jetzt sehr vage in Erinnerung – an Tagen wie diesen. Sie kommen immer erst an den Geburtstagen der eigenen Kinder hoch. Wann denn sonst?

Ich höre noch heute meine Mutter an MEINEM Geburtstag sagen:

"Genau heute um zehn Uhr zehn bin ich mit Dir, mein kleiner Liebling, in den Kreißsaal gekommen, und zwei Stunden später warst du immer noch nicht da. Und da hat der Arzt eine geraucht. (Anmerkung der Autorin: Ja, das waren die wilden 1970er!) Der Arzt hat irgendwann gefragt: Wann kommt er denn endlich, Ihr kleiner Junge?" (Anmerkung der Autorin:

Das Geschlecht wurde damals noch ausgependelt!) Ich muss jedes Mal wieder schmunzeln.

An meinem Geburtstag höre ich die immer gleiche Muttertags-Geschichte von meiner Geburt, von nie endenden Wehen ohne den geringsten Erfolg und der darauffolgenden Saugglockengeburt um zwanzig nach zwei. Erstaunlicherweise scheint jedes Mal keine Maisonne.

Ich war immer genervt von dieser mütterlichen Erzähllaune, aber heute kann ich sie aus ganzem Herzen verstehen. Ich bin selbst eine geworden: eine Kinder-geburtstage-ausnützende-Muttertags-Mutter. Ich genieße es wie meine Mutter und die Mutter vor ihr und die Mutter davor, mit den allerbesten Special Effects meine Kinder über ihre schweren Geburten zu informieren – bis sich die kleinen Augen weiten! Zum Schluss erhalte ich immer ein langes und respektvolles Staunen, gelegentlich sogar Applaus für all die geleistete Presskraft und freiwillige Verblutungsbereitschaft. Mit diesem Feedback kann ich als Mutter der Nation für die nächsten zwölf Monate überleben.

Das eigentliche Elternsein, also die mit Liebe durchtränkte, schweißtreibende, haarezerraufende Erziehungsarbeit an vierundzwanzig Stunden und sieben Tagen die Woche, wird von meinem Mann und mir an einem wohlverdienten Wellness-Wochenende gefeiert. Auch das passiert selten an einem Muttertag.

Ich oute mich also: Ich bin eine Mutter ohne Muttertag, die aber noch mindestens ein Wellness-Wochenende bräuchte. Von mir aus kann es einen Elterntag geben, an dem man sich gemeinsam für die rückenverbiegende Hebe- und Tragearbeit die Hände schütteln und mit Fliedersekt besaufen kann.

Der Kindergeburtstag wäre mit hundertprozentiger Garantie der echte und wahre und einzige Muttertag einer Frau.

Er erinnert jede Mutter an das Event ihres Lebens, an Grenzerlebnisse, an den Eintritt in eine neue Lebensphase.

Es gibt nicht viele Traditionen in unserer Familie, aber dieses Ritual wird von den Frauen über Generationen und Generationen gepflegt und ergibt Sinn. Denn, Ehre, wem Ehre gebührt! Bereits meine Großmutter konnte die Nabelschnurumschlingung meiner blaugeborenen Mutter mit prickelnder Atemlosigkeit inszenieren. Und meine Urgroßmutter soll meine Oma sogar im Kopfstand geboren haben. Hier könnte es zwar passiert sein, dass die Wahrheit an manchen Kindergeburtstagen Abschürfungen erlitten hatte, aber wen stört es? Sicher nicht die erzählende Mutter.

Die Geschichte um eine Geburt – egal wie das Küken letztlich geschlüpft ist – ist immer eine starke Frauen-Erinnerung und könnte jedem Kind mindestens dreißig Prozent Geburtstagsegoismus abnehmen. Denn, ehrlich gefragt, was soll das arme Kind auch an seinem Geburtstag feiern? Etwa seine physische Alterung?

"Gratuliere Franzi, du hast Dich im letzten Jahr wirklich sehr bemüht, ein Jahr älter zu werden. Und es ist dir sogar gelungen! Du hast mindestens eine Torte und viele Geschenke verdient!"

An diesem Punkt führe ich folgendes Geburtstags-Ritual weiblicher Neuzeit ein: Mindestens drei Geschenke und ein Drittel der Torte gehen an die Mutter. Für das gute Mensch-Basteln und feste Geburtspressen. Meine Mutter bekommt an meinem Geburtstag sogar eine Rückenmassage und – wenn sie schnell genug ist – ein größeres Stück Torte.

Hab ich was vergessen? Vielleicht den Vatertag? Wann soll der nochmal sein? Im Juni? Und warum gerade dann? Wann ist Oma- und Opa-Tag? Gibt es nicht. Aha! Und warum nicht? Meine Mutter sitzt auch in unserem Familienboot und rudert fleißig mit! Und wann feiert ein homosexuelles Pärchen? Streiten sich beide um den einen Fliederbusch am Muttertag? Was feiert eine alleinerziehende Mutter oder ein alleinerziehender Vater: Muttertag, Vatertag, Kindergeburtstag, alles zusammen und für sich allein? Oder hat dieser Mensch sowieso keine Ahnung mehr vom Feiern? Was feiert eine Tante, die an der Aufzucht der Neffen und Nichten kräftig beteiligt ist? Und wann feiert der Alm-Öhi seinen alleinerziehenden Heidi-Erziehungstag?

Obwohl es heute tausendundeine bunte Erziehungssituation gibt und – so wie es aussieht – bald noch mehr, stellt die Welt die Mutter auf einen Sockel, der weit über dem Alm-Öhi zu thronen scheint. Ist ja vielleicht lieb gemeint, aber setzt doch so manche Mutter gewaltig unter Druck. Seit wann eignet sich eine Frau nämlich mehr zur Kinderaufzucht als irgendein anderer Mensch – Vater, Oma, Alm-Öhi, Urstrumpf-Tante?

Die Liebe beflügelt sicher das Bestreben, gute Eltern zu werden, aber wie schnell bemerkt man im Wahnsinn des Alltags, dass für die richtige Kindererziehung sämtliches Know-how fehlt – nämlich in Sachen Säuglingspflege, Ernährung, Pädagogik und Überlebenstechnik. Leider hat die arme Mutter nur Informatik studiert.

Ich gebe es zu: Trotz zweimaliger X-Chromosomen-Kraft werde ich es nie können und auch nie lieben, Babys und Kleinkinder zu betreuen, zu erziehen und zu bespaßen. Trotz Vulva und gewaltigster Gebärkraft gehöre ich nicht zur Gruppe der entspannten Kleinkind-Schaukler/innen. Ich küsse Mutter Erde dafür, dass sie immer wieder neue Menschen erfindet, die das machen. Erst seit meine Kinder mit mir verbal kommunizieren können, beginne ich, eine glückliche Mutter zu werden.

Dennoch weht immer noch viel heiße Muttertags-Luft um die Ohren jeder Frau, die nur, weil sie zufällig eine Vulva hat, sich zur Mutter geboren fühlen sollte.

Liebe Fliederbuschschenkende Muttergenossenschaft unter dem Marienbild, bitte geht nicht so streng mit nicht-mütterlichen Vulva-Trägerinnen ins Gericht! Lasst Euren Zeigefinger in Eurer eigenen Vulva und packt lieber da an, wo ihr gebraucht werdet – nämlich zur Entlastung aller untalentierten muttergenfreien Muttertags-Mütter, die oft auch noch mit vatergenfreien Vatertags-Vätern verheiratet sind. Helft mit, erzieht mit, kocht mit! Kinder lernen von vielen sowieso mehr als von einer einzigen völlig überforderten Mutter-Vater-Person. Am wenigsten lernen Kinder von weiblich-bösen Unkenrufen!

An dieser Stelle kann ich das Buch "Mütter, Euer Feind ist weiblich!" von Cornelie Kister nur herzlich empfehlen, das gut aufzeigt, wie klein sich Frauen in ihre überbewertete Mutterrolle hineinreden. Viel dampfend-heiße Luft scheint sowieso in fast jedem weiblichen Genre, das Frauen an sich gerissen haben, vorhanden zu sein – von der Schönheitsindustrie bis zum tugendhaften Mutterkult. Die "schöne Jungfrau" und die "gute Mutter" verfolgen uns bis heute, obwohl sie noch immer nicht wirklich zusammenpassen. Ich gebe gerne beides ab, lehne mich zurück und entspanne meinen Beckenboden.

Eine Frau als Mutter in unserer Gesellschaft hat es immer noch schwer. Ihr körperlich strapazierter Frauenkörper soll es nämlich schaffen, universale Mütterlichkeit zu erlangen. Sie muss nicht nur äußerlich glänzen, sondern auch in folgenden Punkten:

1) von der Menschenerschaffung,
2) Geburt,

3) Stillzeit,
4) Säuglingspflege,
5) Erziehung bis hin zur Pubertätsbegleitung,
6) neben beruflicher Karriere,
7) Hausarbeit,
8) Schönheit und
9) gutem Sex.

Danke und Gute Nacht. Ich versage und gestehe: Allein für die Säuglingspflege hätte ich einen ganzen Hofstaat anstellen können: Hoffnungsvoll pilgerte ich damals nach schwerster Geburt meines ersten süßen Schreikindes zum Marienbild und betete für mehr mütterliche Intuition. Und es passierte nichts, Santa Maria schaute mich nur mitleidig an. Das Kind schrie weiter, während tausend weibliche Augen kritisch jede meiner mütterlichen Bewegungen beobachteten. Igitt!

Nicht wenige Frauen leiden an dem großen Druck von draußen, an einem überbewerteten Mutter-Sein, an dem nicht vorhandenen Muttergen, das bis heute im gesamten menschlichen Genom nicht gefunden wurde. Aber die Mutter-tags-Welt will nichts davon wissen. Sie verdammt unmütterliche Weiblichkeit, weil sie lieber glauben möchte, dass das Mutter-Sein mit dem Frau-Sein zusammenhängt. Sagt wer? Sicher nicht die Natur, sonst hätte sie nicht so viele mütterliche Versagerinnen erfunden. Der Herr Gott sagt es vielleicht, um Adams Karriere zu unterstützen. Die Herren der Schöpfung sagen es immer und immer wieder, um nicht mit Baby-Spucke überzogen vor dem kochenden Suppentopf stehen zu müssen. Aber die Wahrheit ist, dass das Mutter-Sein, das Vatersein, das Elternsein mit Geschlechtsteilen sehr wenig am Schnuller hat.

Es gibt hier den einen Vater, der fürsorglich ist, dort die Karriere-Frau, die alles andere als kinderlieb ist. Genauso findet man eine liebevolle Mama, die vier Kinder aufzieht und dabei noch entspannt aussieht. Hier gibt es die mütterliche Oma und dort die unmütterliche Gesellschaftsdame, hier den väterlichen Opa und gleich gegenüber den uralten Tyrannosaurus Rex. Es gibt zu viele Menschen mit zu vielen unterschiedlichen Eltern-Genen.

Tatsache ist, dass es neben der mütterlichen Variante Frau immer auch eine unmütterliche geben wird – allen Marienbildern zum Trotz. Zu lange beugen wir uns schon vor dem Altar der idealisierten Mutter.

Geburt abgeschlossen. Die Klinik wäscht sich schnell die Hände rein und lässt die Frau mit ihrem schreienden Schicksal allein. Der Vater ist vielleicht auch weg. Die Freunde sind weg. Die Eltern wohnen weit weg. Aber juhu, sie hat ja dieses großartige Muttergen! Auf welchem X-Chromosom lag das nochmal? Oder besitzt sie sogar zwei davon? Dann wird ja alles doppelt gut. Sie wird es packen, schaffen und dabei irgendwie überleben. Erschöpft von den Geburtsstrapazen wird sie heben, tragen, packen, einpacken, auspacken, schleppen, kochen, abwaschen, während sie das Baby um ihren schmerzhaften Bauch wickelt, damit es wenigstens für ganze fünf Minuten nicht schreit. Das Ausatmen kann sie ja auf ihre Wechseljahre verschieben.

Immer wieder frage ich mich, was muttergenfreie Mütter dazu bewegt, nach der Geburt ihres Kindes zu Hause zu bleiben, im Zentrum größter körperlicher und seelischer Qualen? Etwas Erleichterung findet frau doch am ehesten in ihrer lieben Arbeit, in der sie auf die Toilette gehen kann, wann SIE das will.

Ein Mann könnte nach der Geburt mit viel mehr Energie und körperlichem Einsatz Kinder heben, Töpfe mit kochendem Wasser aufstellen und mit der anderen freien Hand Windeln wechseln. Männliche Energie hält das aus und ich glaube sogar, dass ein Penis dabei nicht im Weg ist. Er (dieser Mann) ist zu dieser Zeit – im Gegensatz zum kaputten weiblichen Eltern-Part – noch nicht ausgelaugt.

Männer an den Herd! Aus gesundheitlichen Gründen – für die Frau. Die Mutter muss sich nach der Geburt erholen, und das kann nach der Traditionellen Chinesischen Medizin bis zu drei Jahre dauern! In dieser Zeit sollten erschöpfte Mütter weniger körperlich arbeiten. Also wäre ein Job, wenn er nicht auf einer Baustelle oder in einem Pflegeheim stattfindet, sicher kein Problem. Im Beruf schreit selten jemand. Und was gibt es Schöneres, als nach Hause zu kommen, die Kleinen gewickelt, gewaschen, angezogen und zugedeckt zu liebkosen und sich an den gedeckten Tisch zu setzen. Ich verstehe nicht, dass Frauen etwas dagegen haben sollten!

Bitte merken:
Eine Frau ist nicht unbedingt schön oder ein Mutter-talent. Mehr gibt es zu diesem Thema auch nicht zu sagen.

Vatertag

Der Vater. Wer hat ihn bloß erfunden? Wo kommt er her, was stellt er dar? Wie wichtig ist er in der Kinderaufzucht, und wo ist er überhaupt?

Herzliche Gratulation, mein Herr, zur Geburt Ihres Sohnes! An diesem Punkt bitte ich Sie, innezuhalten: Gratulation zur GEBURT? Wie, was, wann? Er auch? Er hat gerade einen Menschen in die Welt gequetscht, mit Abschürfungen an Gebärmutterhals, Vagina und einem riesigen Dammriss?

Herzliche Gratulation, mein Herr, zu IHREM Sohn? Wie, was, wann? Er auch? Er hat einen Menschen gebastelt? Wo denn? In seiner Prostata?

Deswegen nennt ihn die Welt sogar den LEIBLICHEN Vater? Bei der leiblichen Inspektion eines werdenden Vaters gibt es außer ein paar Darmgasen und einem Brustwarzen-Piercing nichts Kreatives zu entdecken. Im Gegensatz zum LEIB seiner FRAU, der ist gerade vollgestopft mit Baby.

Es ist und bleibt ein Wunder, dass im Organ Gebärmutter ein Mensch heranreifen kann. Wie kann da jemand noch behaupten, dass ein Mann ein Kind ZEUGT, wenn SIE alles ERZEUGT? Von der Eizell-Verschmelzung über das Einnisten, Ernähren, Ausformen, Ausbrüten bis hin zum Rausschmiss in die große weite Welt.

Vielen Dank, Herr Meier, für das eine Spermium, aber den Rest kann diese Frau allein. Wenn bei dem Zeugungs-Thema dann immer noch vom männlichen SAMEN gesprochen wird, frage ich mich bei der Gelegenheit, was besamt der Mann überhaupt? Vielleicht die Gartenerde auf seiner Terrasse, aber sicher nicht seine Frau! Sein Spermium liefert nur die Hälfte des menschlichen Genoms, es bedarf also auch noch einer zusätzlichen Eizelle, also eines weiblichen Samens! Und diesen setzt sich die Frau am Ende selbst ein, nämlich in ihre eigene Gebärmutterschleimhaut.

Der weibliche Unterbauch ist weder Gartenerde noch passive Menschenwerkstatt, die darauf wartet, dass ein Herr in sie etwas "einsetzt". Die Eizelle sucht sich aktiv ein Spermium aus, bastelt sogar an seinen Genen herum, um das Wagnis Mensch-Werdung einzugehen. Dann steht aber das Abenteuer Mensch immer noch erst am Anfang und benötigt in den folgenden Monaten den ganzen körperlichen Einsatz für eine Schreihals-Reifung. Hut ab, weibliche Körperkraft!

Gratulieren wir doch zur Abwechslung einmal nicht seiner männlichen Zeugungskraft, sondern seiner freiwillig gewählten Vaterschaft, die er noch vor sich hat! Gratulation, Herr Vater zur Vaterschaft, bei der sie nun wöchentlich einen süßen Bengel zur PEKIP-Gruppe tragen dürfen. Gratulation zu Windelwechseln, Kindererziehung und Dauertragen eines stark Geblähten im Tragetuch!

Bitte merken:
Ein Mann ist nicht unbedingt schön oder ein Vatertalent.
Aber er hat auch eine Chance verdient!

Kinderfreiheit

Unsere Natur ist weiblich, wie die Gebärmutter, aus der jeder Mensch entsteht. Wer nach oben blicken möchte, muss erst den (weiblichen) Boden sehen und schätzen lernen. Und damit meine ich nicht, seiner Mutter einmal im Jahr einen Blumenstrauß am Muttertag zu überreichen. Hier rede ich von tiefem Respekt gegenüber dem Weiblichen in dieser Welt, der sich gerne in Sprache und Ausdrucksweise in unserem Alltag wiederfinden darf. Denn ohne Erde unter unseren Füßen könnte der Fall dieser Menschheit schon jetzt vorprogrammiert sein.

Aber der Respekt gegenüber allen Frauen beginnt immer noch bei der Frau selbst. Sie selbst muss beginnen, sich zu genügen. Auch dann, wenn sie keine Mutter, Schönheitsqueen oder kein Topmodel ist. Durch ihren wunderbaren Körper und Zyklus wird sie fähig sein, ihre kreativen Kinder, wie ich sie gerne nenne, zu entwickeln und zu gebären. Denn in jedem weiblichen Zyklus liegt großes schöpferisches Potential, das eine Frau für ihr Leben nützen und inspirieren kann. Mit jeder wachsenden Eizelle öffnet sie sich Neuem gegenüber, mit jeder Blutung kann sie Altes hinter sich lassen.

Leibliche Kinder sind nur eine von vielen Möglichkeiten in einem Frauenleben, aber niemals die Bestätigung, eine Frau zu sein. Leider sehen das meine Patientinnen oft anders.

Patientin, 67 Jahre:

- *"Haben Sie Kinder geboren?"*
- *"Oh, leider NEIN!"*

Es folgt eine lange ungemütliche Pause, so als hätte ich einen wunden Punkt erwischt.

Patientin, 55 Jahre:

- *"Haben Sie Kinder geboren?"*
- *"Nein, es war mir leider nicht gegeben worden!"*

Patientin, 43 Jahre:

- *"Haben Sie Kinder geboren?"*
- *"Nein, ich wollte nicht, ich konnte nicht, weil ..."*

Dann erschlägt mich die Patientin mit Argumenten, weswegen sie bis heute keine Kinder haben wollte.

Selten höre ich auf die Frage nach Schwangerschaften und Geburten ein klares Nein. Klar wie Kristallwasser, klar wie ein Nein nach der Frage: Hatten Sie früher rote Haare? Haben Sie zufällig heute Geburtstag? Sind Sie mit vier Männern und zwei Frauen verheiratet? Haben Sie einen Butler? Stehen drei Orchideen in Ihrem Vorgarten?

Kinderlosigkeit wird immer noch mit einem klaffenden Lebensloch assoziiert, mit Unweiblichkeit und unerfülltem Frauenglück.

Meine persönliche Antwort für Kinderlosigkeit könnte auch Kinderfreiheit heißen, da es sich nach einer guten weiblichen Alternative anhört. Kinderfreiheit ist die Alternative zu Kinderreichtum, die sich Frauen für ihr Leben aussuchen oder ihre Natur für sie vorgesehen hat, vielleicht um ein paar unserer Frauenkörper von körperlicher Schwerstarbeit zu verschonen.

Lassen Sie diesen Begriff einfach nur wirken und Sie werden merken, dass Kinderfreiheit nichts mit Kinderhass zu tun hat.

Patientin, 35 Jahre:

- *"Haben Sie Kinder geboren?"*
- *"Nein, ich wollte lieber kinderfrei sein."*

Patientin, 25 Jahre:

- *"Waren Sie schon einmal schwanger?"*
- *"Nein, ich möchte weiterhin kinderfrei bleiben."*

Der Gebärdruck unserer Gesellschaft und die vielleicht auch daraus resultierende Nichtgebärfähigkeit vieler Frauen werden verständlich, wenn frau ihren weiblichen Zyklus auf eine einzige Sache konzentriert, nämlich auf ihre Gebärfunktion. Sie blutet Monat für Monat, um sich jedes Mal an einen potentiellen Babybauch zu erinnern oder irgendwann zu alt und dann zu kinderlos zu sein. Unbeachtet von ihr bleiben die vielen Ideen, Projekte, Unternehmungen, die sie in ihren kreativen Zyklen hervorgebracht hat, die genauso kleinere und größere (geistige) Geburten waren.

Mutterschaft kann das Schönste sein, was eine Frau sich wünscht, und für eine andere Frau ist es eben Kinderfreiheit.

Da wiederum alle Vulven so unterschiedlich gestaltet sind, dass es fraulich und mütterlich bunter gar nicht geht, gibt es auch die unterschiedlichsten Kinderwunschvorstellungen von viel bis wenig, von ja bis überhaupt nicht, von dreiviertel bis fünfsechstel, von komplett kinderfrei bis kinderreich.

Aber selbst wenn eine Frau sich nichts sehnlicher wünscht, als irgendwann eine gute Mutter zu sein, scheint ihr Frauenglück noch immer nicht besiegelt zu sein.

Eine Mutter kann nicht einfach Mutter sein. Evas Makel lässt weiterhin grüßen, sobald die Erwartungsvolle versucht, gesellschaftlichen Druck abzuarbeiten. Demnach sollte sie:

- geplant schwanger
- schön schwanger
- normal schwanger
- termingerecht gebärend
- natürlich gebärend
- sanft gebärend
- im Wasser gebärend
- mit Vater gebärend
- schlank nach der Geburt
- kraftvoll nach der Geburt
- schön nach der Geburt
- unauffällige Kinder besitzend
- liebe unauffällige Kinder besitzend
- nicht zu viele unauffällige Kinder besitzend

sein.

Der letzte Punkt wird unter diesen Umständen am schwierigsten umzusetzen sein.

Bitte merken:
Die Vulva genügt sich selbst. Sie braucht weder Kinder noch Checklisten zum Glücklichsein.

Walpurgisnacht

"Liebling?"

Lange Pause, dann ein leicht stöhnendes *"Ja?"*

"Tiefer!"

Sie versucht, sich zu entspannen. Er versucht sein Bestes.
Sie haucht ihr allerallerallerbestes *"Ja, oh Ja!"*.

Jetzt ist er motiviert, erregt, Feuer und Flamme. Sie rekelt
sich, säuselt, stöhnt und streckt sich wie beim Gymnastik-
Workout vor zwei Tagen.

Endlich sind sie eine Einheit. Sehr lange, schon fast zu
lange und schließlich der Orgasmus – bei ihm.

"Du warst so gut, mein Schatz!", sagt sie und der Schatz
rollt sich zur Seite.

Sie schaut im Mondlicht auf die Decke und träumt von
ihrem Gärtner. Der Schatz schläft bereits.

"Liebling?", flüstert sie.

"Ja, mon amour!", stöhnt der Traummann aus dem Garten-
reich.

"Komm tiefer, jetzt zeig es mir so richtig!"

Sie knurrt, sie krächzt, sie bellt, sie kommt – irgendwann
zwischen drei und vier Uhr.

Erschöpft blickt sie um sich. Der Gärtner ist verschwunden.
Neben ihr liegt ein ehelicher Deckenberg. Er knurrt, er krächzt,
er bellt sogar im Schlaf. Seufzend, aber auch zärtlich kuschelt
sie sich an ihn und schläft ein, als die ersten Sonnenstrahlen ins
Zimmer fallen.

Heute hat sie einen Termin bei ihrer Frauenärztin. Endlich!

*"Frau Doktor, ich schlafe nicht mehr. Ich bin erschöpft,
nehme ständig zu, ich habe keine Lust mehr auf Sex und jetzt
kommen noch diese blöden Hitzewallungen dazu!"*

Die Frau Doktor bleibt davon unbeeindruckt:

"Sie sind doch nur im Wechsel. Da ist es normal, wenn die Hormone verrücktspielen!"

Aber die angeblich normale Wechselhafte insistiert:

"Gibt es nicht doch ein stärkeres Medikament gegen die Schlafstörungen und das ständige Auf und Ab? Ich werde noch wahnsinnig! Schauen Sie her, wie meine Hände zittern. Ich bin ein einziges Nervenbündel, und dann kommen noch das Schwitzen und die Hitze hinzu. Ich bin so müde, so müde, absolut müde. Ach ja, Frau Doktor, und habe ich Ihnen schon von meiner schlechten Laune erzählt?"

Zwischen heiß und kalt unterbricht die Ärztin sie mit einem sehr mitleidsvollen Blick:

"Das ist ja alles so typisch in den Wechseljahren!"

Am Ende verschreibt sie der Geplagten ein Hormonpräparat:

"Einmal täglich. Kontrolle in drei Monaten."

Und in der darauffolgenden Nacht:

"Liebling?"

Lange Pause. *"Ja?"*

Er liest gerade.

"Ich nehme jetzt Hormone ein."

Er liest weiter.

Sie wird lauter:

"Gegen meine Hitzewallungen!"

Er blickt über den rechten Brillenrand.

"Klingt doch vernünftig."

Und liest weiter.

Sie massiert ihre schmerzgespannten Brüste und fühlt, wie die nächste Hitzewelle in ihr aufsteigt.

"Mal sehen, ob das etwas nützt."

Schweigend blättert er die nächste Seite um.

Dann klappt sie ihren Beipackzettel zusammen und dreht sich zu ihm hin:

"Und wenn es nichts nützt, Klaus-Jürgen der Dritte, packe ich meine Koffer und nehme den erstbesten Flug nach Irgendwo. Dort suche ich mir einen Job, eine Wohnung und einen neuen Mann, der viel jünger und viel attraktiver ist als Du. Wahrscheinlich werden wir uns nie wiedersehen!"

Lange Pause. Endlich hebt er den Kopf, richtet seine Brille gerade und sagt:

"Klingt doch vernünftig."

Das Klimakterium, der Wechsel, die Wechseljahre, die Prä-Menopause. Wer hat das alles bloß erfunden? Eine Opernsängerin, die sich mit einer schrillen Arie von ihrem Drachenblut verabschieden wollte? Wohl eher unser liebes Dornröschen, das peinlich gemerkt hat, dass es seinen ganzen Zyklus verschlafen hat und nun endlich alles nachholen will.

Selbstverständlich bin ich tagtäglich in meiner Praxis mit dem weiblichen Klimakterium konfrontiert und schaue mir deshalb sicherheitshalber das Geburtsdatum der nächsten Patientin immer genau an, um mich rechtzeitig verstecken zu können, denn klimakterische Drachenglut kann nämlich Haare und Hintern verbrennen und macht auch vor unschuldigen Gynäkologinnen keinen Halt.

Frauen haben in dieser Zeit einen extrem ausgeprägten Instinkt. Also entdecken sie mich – fast immer – wie ich ängstlich zusammengekauert unter der Patienten-Liege den Atem anhalte. Gleichzeitig lässt sich eine solche Patientin erschöpft in ihren Sessel fallen, tiefer als mir lieb ist, und länger, als es meine Zeit erlaubt.

Ich bin trotz aller Mühseligkeit mit den Wechselhaften fasziniert von ihren starken weiblichen Präsenzen und frage mich, wo sie vorher waren – in all den Jahren, als diese Patientinnen so schnell ausgezogen und unauffällig waren.

Irgendwie scheinen sie jetzt alles nachzuholen, Aufmerksamkeit und Wichtigkeit überall abzuholen. Sie fallen tief, steigen hoch und knurren wie Löwinnen. Ich bin zwar – wie gesagt – nur ihre Gynäkologin, aber das ist ihnen egal. Sie sind im Klimakterium, und ich habe keine Ahnung, was sie durchmachen! Schluss, Aus und Punkt!

Im Wechsel feiert eine Frau die dunkle Seite der Macht. Endlich. Deswegen nenne ich den Wechsel auch liebevoll die weibliche Walpurgisnacht. Hier entledigt sie sich im günstigsten Fall sämtlicher unterdrückter negativer Kräfte, um sich für einen neuen Lebensabschnitt vorzubereiten. Und das, was in ihr schlummert, kann gerade dann heftig werden, wenn es all die Jahre zuvor unterdrückt und weggelächelt wurde. Daher fragen wir uns immer wieder, wo das liebe Schneewittchen geblieben ist? Ich sehe nur Darth Vader, der sein Unwesen treibt.

Aber die Palette der Walpurgisnacht bietet nicht nur das keuchende Böse, nein, es kann auch sein, dass sie eine Hexe, eine Löwin oder ein See aus Traurigkeit wird.

"Dunkle Macht, so ein Blödsinn!", sagt vielleicht die Wissenschaft. "Dann komm in meine Praxis!", sage ich.

Die Wechselnde lässt sich tief nach unten ziehen und konfrontiert Gefühle, die in ihrem seelischen Keller zu lange vor sich hin gemodert haben. Also wird sie aggressiv oder traurig oder wahnsinnig oder alles zusammen. Und nur 30 Prozent aller Vulva-Genossinnen, und das ist mein persönlicher Eindruck, spüren im Wechsel von allem nichts.

In der weiblichen Walpurgisnacht kommen sämtliche hormonellen Gleichgewichte so außer Tritt, dass ihre Natur nichts mehr kompensieren kann, Ebbe und Flut zu einer

Sturmflut verschmelzen, und der Mond jeden Tag voll erscheint. In ihrer Sprache schwingt gelegentlich etwas Unheimliches mit, das mich – wenn ich nicht aufpasse – zur Salzsäule erstarren lässt. Und oft spüre ich Zorn und Trauer in ihrer Präsenz, aber auch eine Sexualität, die sich über meinen kleinen hüpfenden Eisprung lustig zu machen scheint.

Das Wort Vulva passt wohl am besten jetzt zu einer Frau! Im Wechsel ist sie voll wie eine Vulva, ganz wie eine Vulva, vielschichtig wie eine Vulva und (seelisch) tief wie eine Vulva.

Bezeichnungen wie Vagina, Pussi, Muschi, Blümchen schnupft eine Wechselnde durch ihr rechtes Nasenloch, und mit dem linken niest sie alle unnötigen Begriffe mitsamt ihrer ganzen Wahrheit aus. Und wer es dann immer noch nicht kapiert hat, wie ihr DA-UNTEN heißt, der könnte vielleicht heute noch seinen Kopf verlieren.

Darth Vader macht seit Episode drei auch nichts anderes. Männer haben sowieso weniger Probleme mit Aggressionen. Und endlich auch nicht mehr die Frauen! Eine Wechselhafte hackt in ihrer Walpurgisnacht wild um sich herum, aber nur so lange, bis sie ihre negativen Kräfte ausgedrückt und sich auf ein neues hormonelles Gleichgewicht eingestellt hat. Mann, sind wir alle erleichtert!

Madame Vader kann man auch schulmedizinisch erklären: Die Eizell-Reserve nimmt ab dem 35. Lebensjahr ab. Das kompensiert der Körper zunächst mit erhöhten FSH- und LH-Werten aus dem Hypothalamus. Es kommt zu Östrogenspitzen als Spiegel der Überregulation mit darauffolgenden Östrogen-mangel-Phasen, die sich so oft abwechseln, bis ein neues Gleichgewicht erreicht ist. Die Hormonkurve im Wechsel gleicht daher einem Zick-Zack ohne Vernunft und Planbarkeit, was wiederum unsere ordnungsliebende Welt ins Schwanken bringen kann.

Nach stärkeren Blutungen oder Dauerblutungen, die ein Zeichen des Ungleichgewichtes sein können, wird irgendwann die Menstruation ganz eingestellt. Der Körper spart nun Energie und verzichtet auf den zyklischen Luxus. Eine Frau ist oft ohne das Ventil Menstruation emotional und hitzegestaut. Die Chinesische Medizin bezeichnet daher die Hitzewallungen im Wechsel als Hitze des Herzens, die statt nach unten nun nach oben steigt.

Eine Frau, die nie gelernt hat, sich in ihrer Menstruation ein seelisches Ventil zu gönnen, wird vielleicht nun wie eine Bombe hochgehen. Ein Zustand, der nicht selten in Scheidungen, Rosenkriegen und Psychotherapien enden kann. Ich frage mich dann immer, warum die Wahrheit Frau immer erst so spät beginnen muss.

Liebe Damen von der seelischen Ventilverstopfung! Lasst uns doch gemeinsam und von Anfang an rhythmisch und einfach nur echt sein. Gut dressierte Prinzessinnen sind vielleicht gut darin, ihren Keller (Unterbauch) bis oben hin mit miesen Gefühlen voll zu kriegen und dabei auch noch schön zu strahlen, aber spätestens mit 50 ist Schluss damit. Der weibliche Drache lässt sich nicht auf ewig unterdrücken.

Für mich ist es sehr verständlich, woher der klimakterische Wahnsinn unserer Zeit kommt. Und es sind nicht die bösen Hormonschwankungen, die eine Frau durcheinanderbringen, sondern das Ergebnis einer nie geliebten und gelebten weiblichen Natur. Ein Ergebnis unserer Zeit und Gesellschaft.

Prophylaktisch gegen Wechselbeschwerden rezeptiere ich daher schon ab dem fünfzehnten Lebensjahr die Walpurgisnacht. Mädchen, macht vor Eurer Menstruation irgendetwas

Kreatives! Gebt Euch Eurer Natur hin, tanzt, spürt, macht alles, was Eure Gefühlswelt entstaut, außer Drogenkonsum!

Tanzen ist die beste Gangart für eine Frau, weil es Becken- und Bauchmuskulatur lockert und gleichzeitig stärkt. Ob Stepdance, Bauchtanz, Ausdruckstanz oder rhythmische Gymnastik, wichtig ist die weibliche Entfaltung. Weniger gut eignen sich meiner Meinung nach Aerobic, Circletraining, Ballett oder Choreographien zum Nachtanzen.

Walpurgisnacht-Feiern heißt Emotionen ausdrücken, sie zelebrieren und gleichzeitig hinter sich lassen. Falls Sie eine verrückte Frauentanzgruppe kennen, dann hin mit Ihnen! Wenn Sie eine lustige Kochgruppe kennen, was kochen Sie dann noch zu Hause? Wenn Sie einen Weiberhaufen mit Abenteuergelüsten kennen, dann haben Sie Dienstagabend nichts mehr auf der Familien-Couch verloren!

Aber wenn Sie nur Urteile fällen, Bridge spielen oder Tupperware-Dosen sammeln wollen, können Sie auch Ihr Leben lang Hormone nehmen und den Wechsel auf das nächste männliche Leben verschieben.

Hormontherapien machen im Körper nichts weiblicher. Sie kühlen nur ab, was gerade anfängt, auf der Seele zu brennen. Sie können sinnvoll und auch medizinisch notwendig sein, wenn der Wechsel zu früh passiert oder eine Frau mit dem Auf und Ab der Hormone nicht klar kommt. Dann sollte sie in ihren Hormontabletten oder Hormonpflastern eine medizinische Hilfe sehen, die wesentlichen Schritte in ihre neue Lebensphase leichter gehen zu können. Das Zurücklehnen in das gute alte Dornröschenbett wäre die falsche Richtung.

Selbstverständlich ist der Wechsel oft so unangenehm wie es auch die Phase der Pubertät sein kann, wenn sich Körper und Gefühle neu sortieren müssen. Aber das Gute am Älterwerden ist, dass die Vertuschung zur eigenen Wahrheit schlechter funktioniert und frau identischer werden muss. Sie wird sensibler, emotionaler, dünnhäutiger, eben echter. Sie kehrt nach und nach ihr Innerstes nach außen und wird so identisch, dass sie oft selbst erstaunt ist, wer in ihr geschlummert hat. Hormonelle Instabilitäten und Abfälle legen nur die Straße in ihr Herz frei und sorgen für eine weibliche Rundumerneuerung um die 50.

Der Wechsel führt in den wahren Herbst der Frau und ist der Herbstphase des Zyklus sehr ähnlich. Kurz vor der Menstruation zeigt der Körper durch seinen hormonellen Abfall ihre persönliche Wahrheit: ihre wahre körperliche und seelische Verfassung. Das prämenstruelle Syndrom mit seinen unterschiedlichen Symptomen von Kopf-, Brust- bis Bauchschmerzen ist immer ein Hilferuf des Körpers nach mehr Identität, nach der Verwirklichung ihrer wahren Gefühle. Hier darf sie auf ihren Körper hören und zu einer unterstützenden, statt unterdrückenden Therapie greifen.

Der Wechsel ist der Pubertät ähnlich, denn er führt in einen neuen Lebensabschnitt. Sinnvolle Rituale können diesen Übergang unterstützen, damit eine Frau leichter von ihrer körperlich fruchtbaren Phase Abschied nehmen kann.

Alles was sie jetzt erwartet, gehört ihr. Das Blut bleibt im Körper, alle Energie steht für sie selbst zur Verfügung. Das kann ihr nochmal einen richtigen Energie-Kick geben. Frauen werden ab dem Wechsel oft agiler, offensiver und eroberungsfreudiger.

Das energetische System von Yin und Yang erklärt das besser. Eine Frau wird im Alter extrovertierter, weil in Relation mehr von ihrem Yang nach Außen tritt. Nach dem Wechsel ist das weibliche Yin, ihre äußere Hülle, dünner geworden. Es kann also passieren, dass sie noch einmal zu neuen Horizonten aufbricht, mit oder ohne Lover/in, mit oder ohne Enkelkinder, mit oder ohne BH.

Eine reife Frau tendiert eher dazu, in die Welt hinauszugehen, der Mann dazu, zu Hause zu bleiben.

Ein Mann hat seine Yang-Hülle mehr oder weniger verbraucht und zeigt nun im männlichen Herbst nicht selten eine innere, ruhigere und sanftere Seite. Frauen und Männer scheinen sich energetisch abzuwechseln.

Das schließt selbstverständlich nicht aus, dass alle Menschen individuelle Anteile von Yin und Yang besitzen, und auch ein Yang-betonter Typus im Alter noch ein (vielleicht etwas müderer) Casanova, Rumpelstilzchen oder rasender Roland sein kann.

Ob Hormone, pflanzliche Wirkstoffe oder die gute alte Traditionelle Chinesische Medizin – was meiner Meinung nach Frauen in unserem Land am meisten für ihren Wechsel bräuchten, wäre mehr Respekt für ihr Älterwerden. In Kulturen, die ihren Frauen mit zunehmender Reife auch gesellschaftliches Prestige einräumen, passieren körperliche Wechselbeschwerden selten. Wen wundert es.

Das Ritual des Wechsels bleibt nur dann ein grausamer Übergang, solange Schönheitswahn und Jugendkult den Frauen ihren reiferen Atem nehmen. Trotz hormoneller und nicht-hormoneller Therapien wird die reifere Frau nicht geliebt und liebt sich selbst nicht – ganz ähnlich, wie es einem Mädchen in ihrer Pubertät ergeht – ohne positive Bewertung für ihr zukünftiges zyklisches Leben.

So kehrt das Thema immer wieder zur Vulva zurück und ist auch im Wechsel ein sehr zentrales Thema der Selbstwahrnehmung und Selbstwertschätzung.

Bitte merken:
Gute Mädchen kommen in den (Barbie-)Himmel, böse
Mädchen feiern ihre weibliche Walpurgisnacht – zuerst
einmal im Monat und ab den Wechseljahren jeden Tag.

Und zum Abschluss...

Ein Erdenweibchen kann sich genügen, ob mit oder ohne Kindern im Schlepptau, ob mit Prinz oder ohne, ob mit BH oder ohne. Die Vulva macht sie unabhängig. Sie stellt genügend Nervenleitungen zum Großhirn für die regelmäßige Glückshormonlieferung zu jeder Tageszeit zur Verfügung.

Wegen dieser guten Natur und weil es sehr wahrscheinlich ist, dass die Götterwelt Frauen liebt, haben die meisten Frauen eine Vulva gratis zur Geburt bekommen. Und das ist nicht nur wahr, sondern sogar wunderbar. Sie besitzen ein gut fassbares äußeres Genital, das man jederzeit anfassen kann, um jederzeit alle Checklisten rund um das Frau-Sein vergessen zu können.

Nicht alle Frauen haben Busen, lange Haare, lackierte Nägel, einen flachen Bauch, besitzen beide Eierstöcke oder ihre Gebärmutter. Es bleibt uns einzig und allein unser primäres sichtbares Geschlechtsmerkmal, das uns Frauen aller Kulturkreise miteinander verbindet, die unterschiedlichsten Muttertypen, Jungfrauentypen, Drachentypen, Töchter, Schwestern, Stiefmütter, Tanten, Damen, Ladies und wenn es unbedingt sein muss, auch Vampirinnen, Prinzessinnen, Hexen und Girlies.

Sie alle könnten sich über ihre beste Freundin zwischen den Beinen verstanden fühlen, anstatt sich in unrealistischen

Vergleichen und noch unrealistischeren Erwartungen gegenseitig auszuhöhlen!

Ende

Was weibliche Themen anbelangt, stimmt das vielleicht für die nächsten fünf Minuten...

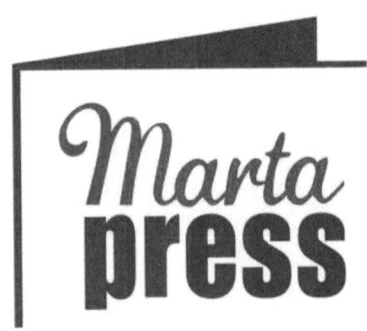

Sach- und Fachbücher
- Gesellschaftskritik
- Frauen-/ Männer-/ Geschlechterforschung
- Holocaust/ Nationalsozialismus/ Emigration
- (Sub)Kulturen, Kunst & Fashion, Art Brut
- Gewalt und Traumatisierungsfolgen
- psychische Erkrankungen

sowie

... junge urbane Gegenwartsliteratur,
   (Auto-)Biografien

... Art Brut und Graphic Novels,
   (queere) Kinderbücher

www.marta-press.de